医生和您在一起

——看病吃药全攻略

王佐广　梁小卫　主　编

李继勇　马晓海　副主编

科学技术文献出版社
SCIENTIFIC AND TECHNICAL DOCUMENTATION PRESS

·北京·

图书在版编目（CIP）数据

医生和您在一起：看病吃药全攻略 / 王佐广，梁小卫主编. —北京：科学技术文献出版社，2016.3

ISBN 978-7-5189-0958-2

Ⅰ . ①医… Ⅱ . ①王… ②梁… Ⅲ . ①疾病—诊疗—问题解答 Ⅳ . ① R4-44

中国版本图书馆 CIP 数据核字（2016）第 013226 号

医生和您在一起——看病吃药全攻略

策划编辑：周国臻　　责任编辑：安子莹　　责任校对：赵　瑷　　责任出版：张志平

出　版　者	科学技术文献出版社
地　　　址	北京市复兴路15号　　邮编 100038
编　务　部	（010）58882938，58882087（传真）
发　行　部	（010）58882868，58882874（传真）
邮　购　部	（010）58882873
官 方 网 址	www.stdp.com.cn
发　行　者	科学技术文献出版社发行　全国各地新华书店经销
印　刷　者	北京高迪印刷有限公司
版　　　次	2016 年 3 月第 1 版　2016 年 3 月第 1 次印刷
开　　　本	710×1000　1/16
字　　　数	182千
印　　　张	11.75
书　　　号	ISBN 978-7-5189-0958-2
定　　　价	36.00元

作者简介

王佐广，男，医学博士，副研究员，副教授，首都医科大学硕士研究生导师。1995 年毕业于中国人民解放军第二军医大学军医系本科；2003 年毕业于北京市心肺血管疾病研究所，获得内科学硕士学位；2008 毕业于首都医科大学，获得内科学博士学位。先后在中国人民解放军第 251 医院和首都医科大学附属北京安贞医院工作。作为主要完成人参加了国家"863"项目课题、国家"九五"攻关课题、国家"973"重大基础研究前期研究专项、北京市自然科学基金重大项目课题、北京市自然基金课题等共 15 项；主持国家自然科学基金项目课题 2 项，北京市自然科学基金课题 1 项，入选"北京市卫生系统高层次卫生技术人才培养计划"。先后发表论文 60 余篇，SCI 论文 10 余篇，主编专著 1 部，参与编写专著 3 部。有 11 项国家发明专利。在完成教学和科研任务的同时，长期从事高血压、动脉硬化和冠心病的门诊诊疗工作，在心血管疾病的药物治疗方面积累了丰富的经验。首次发现高血压相关基因线粒体融合基因在人类中的 2 个 SNP，其中 2 个已经在美国国家生物信息中心注册。首次提出了原发性高血压发病机制的四维模式理论及四维医学模式理论。现工作于首都医科大学附属北京安贞医院／北京市心肺血管疾病研究所。

梁小卫，女，医学硕士，副主任医师，曾供职于中国人民解放军第 251 医院心内科，目前任职于北京军区司令部第二干休所。2008—2010 年先后在解放军第 463 医院、沈阳军区总医院心内科介入中心进修学习。擅长心内科各种常见病、多发病的诊疗，对晕厥的临床检查、诊断和防治，以及抗心律失常药物的临床应用，具有扎实的临床经验。熟练掌握电生理检查诊断和射频消融术、冠状动脉造影术及经皮冠状动脉血管介入治疗术，已有 1000 例以上的手术经验；对人工心脏起搏器治疗亦积累了丰富的临床经验。近年在国内专业学术杂志发表学术论文 20 余篇。

李继勇，主任医师、医学博士，硕士研究生导师。1997 年南昌大学医学院本科毕业，2003 年获北京市心肺血管疾病研究所硕士学位，2007 年美国克里夫兰心脏中心访问学者，2009 年晋升副主任医师，2014 年晋升主任医师，2011 年首都医科大学获博士学位，多年的心外科临床实践，临床经验丰富。擅长二尖瓣修复手术、重症冠心病的外科治疗、各类型重症瓣膜病的外科治疗及先天性心脏病的外科治疗。2009 年之后施行手术死亡率低于 1%。2008年率先在国内采用人工腱索线圈技术行二尖瓣成形术，对各种二尖瓣修复技术有丰富的经验，对二尖瓣置换术中前、后叶的保留技术及全瓣叶保留技术有较深研究。2010 年 5—8 月在安贞医院协作单位南通瑞慈医院心脏中心任心外科主任，2012 年 2 月由北京市政府选派作为援疆干部在新疆和田地区医院工作 1 年，任心胸外科副主任，并获"优秀援疆干部"称号。在国内外核心期刊发表论文十余篇，SCI 论文 2 篇。2012 年获"北京市优秀人才"资助。2014 年获"北京市卫生局高层次卫生人才资助"。

马晓海，博士，主任医师，副教授，硕士研究生导师。1999 年毕业于白求恩医科大学，2004 年在北京市心肺血管疾病研究所取得硕士学位，2010 年在首都医科大学取得影像医学与核医学博士专业学位。现就职于首都医科大学附属北京安贞医院医学影像科，长期从事影像诊断工作，在心血管疾病的X 线平片、CT、磁共振及介入等影像诊断方面积累了丰富的经验。2006—2008 年，在美国密执安州立大学放射学系进修学习。自 2001 年从事影像诊断专业工作以来，累计以第一作者在核心期刊发表论文 16 篇，SCI 收录期刊发表论文 6 篇，参加国际大型学术会议发言 8 次，参编专著 6 部，参与国家、省部级课题多项，主持在研课题 2 项。

本书出版受北京市卫生系统高层次卫生技术人才培养计划（课题编号：2014-3-040；2014-3-041）、国家自然科学基金（课题编号：81370229；81270216）、北京市自然科学基金（课题编号：7102045）资助及北京市优秀人才培养资助计划（课题编号：2013D003034000036）资助。

参 编 人 员

魏永祥，博士，主任医师，教授，博士研究生导师，首都医科大学附属北京安贞医院

温绍君，硕士，研究员，教授，博士研究生导师，首都医科大学附属北京安贞医院

罗兴才，硕士，副主任医师，总参炮兵训练基地门诊部

李继勇，博士，主任医师，硕士研究生导师，首都医科大学附属北京安贞医院

马晓海，博士，主任医师，副教授，硕士研究生导师，首都医科大学附属北京安贞医院

李庆祥，博士，主任医师，硕士研究生导师，首都医科大学附属北京安贞医院

商建峰，硕士，主任医师，首都医科大学附属北京安贞医院

赵　蕾，博士，主治医师，首都医科大学附属北京安贞医院

姜　燕，本科，主管护士，首都医科大学附属北京安贞医院

李进军，硕士，主任医师，首都医科大学附属北京安贞医院

魏路佳，硕士，主治医师，首都医科大学附属北京安贞医院

刘洁琳，硕士，医师，副研究员，首都医科大学附属北京安贞医院

刘　雅，硕士，医师，副研究员，首都医科大学附属北京安贞医院

梁小卫，硕士，副主任医师，北京军区干休所

彭晓云，硕士，副研究员，北京正大绿洲医药科技有限公司

王佐广，博士，副教授，硕士研究生导师，首都医科大学附属北京安贞医院

文　杰，主管技师，首都医科大学附属北京安贞医院

李　梅，博士研究生，医师，首都医科大学附属北京安贞医院

李　闯，博士研究生，医师，首都医科大学附属北京安贞医院

牛秋丽，硕士，医师，首都医科大学附属宣武医院

靳　飞，硕士研究生，首都医科大学附属北京安贞医院

李　笑，硕士研究生，首都医科大学附属北京安贞医院

刘　阔，硕士，医师，煤炭总医院

顾　伟，博士研究生，医师，首都医科大学附属北京安贞医院

王丽娟，博士，医师，煤炭总医院

前　言

在多年的从医经历中，笔者治疗了很多很多的患者，经历了很多高兴、悲伤、遗憾，以及让笔者愤怒的事情，高兴的是有很多患者治疗得很成功；悲伤的是对很多的患者医生根本没有办法解决他们的痛苦；遗憾的是本来有很多的患者是可以治好的，但是由于他们缺乏一些医学方面的基本知识，最后导致了严重的后果；愤怒的是本来可以治好的疾病，患者却因为没有钱或其他原因最终只能放弃治疗。

"医者父母心"，当医生的总是希望能将患者治好，并在为此而尽其最大的努力工作着，那是当医生最大的快乐，也是医生职业道德的基本要求。但是由于种种原因，尤其是患者方面的原因，导致了很多可以不出现的疾病出现了，可以早期发现的疾病发现不了，可以改善的病情恶化了，可以治愈的疾病因为被延误而无法治愈……其中的主要原因在于患者对于一些基本医学专业知识和基本医学常识的缺乏，不知道怎样正确地预防疾病；得病了不知道该找谁看病，什么时候去看病；治疗时不知道该不该吃药，吃什么药，怎么吃药，什么时候吃药；也不知道在医院里应该怎样花最少的时间、精力和费用看病等。总之，在医院里、就诊时，很多的患者感到很无助、也很迷惘。

为了能更好地为患者服务，给患者朋友提供更多的帮助，最大限度地促进患者的健康，作者根据在多年的临床实践过程中，患者经常提出的一些疑问和就医过程中可能出现的各种顾虑，以及笔者发现需要提出来让患者重视并正确面对的一些心得和经验，整理成书。希望患者朋友能通过阅读本书，参考在患病就诊时、在检查化验和治疗过程中碰到的一些常见问题的解决方法与建议，最大限度地争取精准预防、早期诊断、个体化治疗，争取早日恢复健康。

　　本书的定位为科普性读物，因此，凡是涉及临床具体疾病方面的问题请务必咨询医生，以免影响疾病的诊断、治疗和预防；同时，由于本书中所持有的观点均为作者的个人观点，难免可能不够准确、全面和科学，因此，仅供大家参考。

编　　者

目　录

心理篇

就医篇

检查篇

治疗篇

服药篇

预防保健篇

其他篇

附 录

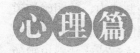

心理篇

健康不但意味着身体健康，还要心理健康。健康的心理不但是真正健康的重要方面，而且心理的健康与否在很大程度上会对身体疾病的发生、发展产生影响，也会影响患者对疾病的态度，从而影响疾病的早期发现、治疗有效性和预后。

患病后的心理变化及对策

每个人在一生中都会患病。人一旦知道自己患了病，便不由自主地进入了患者的角色，在心理上就不可避免地出现一系列的反应。一般而言，对于较轻的疾病，基本上较少引起心理上明显的变化。但是对于心脑血管疾病、残疾、肿瘤等一些比较重的疾病，如果同时还存在经济、家庭关系及社会方面的问题，则会引起患者较明显的心理变化。概括起来，患者得病后容易产生如下10种心理活动。

1. 抑郁

抑郁是临床中较为常见的心理现象，在正常个体身上有时也会不同程度地存在一些抑郁症状，使得个体表现出一定程度的抑郁状态。抑郁症则是一种以心境持久低落为主要特征的综合征[1]。因为患病对任何人来说都是一件麻烦而且会造成心理上和肉体上痛苦的事情，所以大多数的患者都必然会产生不同程度的抑郁情绪。患者抑郁情绪的表现方式是多种多样的，但主要表现为负性自我评价。例如，有的寡言少语，对外界任何事物都不感兴趣；有的饮泣不语或叫苦连天；还有的则自暴自弃，拒绝治疗，甚至出现轻生的念头[2]。

严重的抑郁往往会导致失助感和绝望情绪。这是一种无路可走、无可奈何、悲愤自怜的情绪状态，多发生在患有预后不良的疾病或者面临生命危险的患者身上。当一个人对自己所面临的环境和事物失去了控制能力，并明确知道没有能力改变这种状况的时候，就会产生无助感和绝望的情绪。这种情绪状态大多数情况下还没有完全发展成抑郁症，这时，导致这种情绪状态出现的原因减弱或者消除，如病情有所好转，抑郁也会得到改善或完全消除。不过，这种情绪状态在少数人身上也可能持续存在，直接影响对疾病的治疗，有的还可能诱发一些继发性疾病 [3]。

2. 焦虑

焦虑是指情感不适及自主神经系统对模糊、不确定威胁的反应活动。焦躁不安、晕厥、倾向于责备他人、不断审视心中之事、过分关注自己、缺乏自信是焦虑的6个主要特征。所有人在一生中都难免因为某些原因出现焦虑。一个人患病后，很容易出现焦虑情绪并感受到威胁、恐惧和忧郁。这种威胁主要分两大类：一类是躯体的完整性受到威胁，另一类是个性受到威胁。一般而言，对患者生理及心理上的威胁往往是统一的，而且可能会一直持续下去，直到患者在生理与心理再度达到安全稳定为止 [4]。

引起患者焦虑的因素有很多。例如，在疾病初期，由于对病因及疾病发展变化，因而患者主要对疾病的预后产生焦虑；在疾病的治疗过程中，对治疗疾病所用的时间、治疗费用及药物不良作用的担忧等；有些患者对带有机体损伤性的检查和手术治疗等的担忧，均可导致与疾病相关的焦虑。结果就是这些患者希望对自己的疾病做深入的调查，但又怕出现可怕的后果；他们反复询问病情，但又对诊断结果半信半疑，忧心忡忡 [5,6]。而有些人则终日心烦意乱、坐卧不安、注意力难以集中，睡不好觉，吃不好饭。也有的患者会出现一些反常行为，如有的人突然梳洗打扮、理发刮脸；有的人则在散步时突然出现强烈的恐惧感，好像即将死去；也有的长时间向窗外眺望等 [7~9]。

3. 怀疑

患者患病后出现的怀疑大都是一种自我消极暗示的表现。由于缺乏相关的知识，经常会影响患者对疾病的正确判断，并出现一些不应该有的言谈举止。人在患病后常变得异常敏感，听到别人低声细语，就以为是在说自己的病情严重或无法救治。对别人的好言相劝也半信半疑，甚至曲解原意。担心误诊，怕吃错药、输错液、打错针。有的凭自己一知半解的医学和药理学知识，推断该用什么药物，推断疾病的预后。害怕药物的不良反应。担心偶尔的医疗差错或意外会不幸地降落在自己身上。身体某部位稍有异常感觉，便胡乱做出过多的猜想并用以"折磨"自己[10]。

4.孤独感

患者住院后，离开了家庭和工作单位，离开了熟悉的环境和人，周围接触的都是陌生人。尤其是对自己病情的担忧，身躯的不适，内心就难免会特别希望能有人给予自己更多的关心。但是，医生只在每天查房时和患者说几句话，护士定时打针送药，没有多少时间交谈。由于患者离开了他们平时生活的圈子，进入一个全新而陌生的环境。因此，在他们住进病房的第一天就有度日如年的感觉。他们希望尽快熟悉环境，希望能尽快认识病友，更希望亲友的陪伴。在这些诉求不能得到满足的情况下，有的患者夜间不易入睡，烦躁不安；有的起来踱步，有的长时间看手机、打电话、看电视剧；有的多次按信号灯借故与值班人员说几句话，这都是患者内心孤独的常见表现[11]。

5.被动依赖

进入患者角色之后，大部分都会产生一种被动依赖的心理状态。希望家人、朋友和同事能给予自己更多的关心和帮助，有时候即使疾病的状态并没有那么严重，患者自己也对自己降低要求，认为平时能干的事情干不了，平时能忍受的痛苦这时也忍受不了。这是因为，人一旦生了病，自然就会受到家人和周围同事、朋友的关心照顾，即使往常在家里或单位地位不高的成员，现在也突然升为被人关照的中心。同时，通过自我暗示，患者自己就不由自主地变得被动、顺从、娇气、依赖，情感变得脆弱甚至带有幼稚的色彩。只要亲人在场，本来可以自己干的事也让别人做；本来能吃下去的东西几经劝说也吃不下去；一向意志独立性很强的人变得没有主见；一向自负好胜的人变得没有信心。这时他们的爱和归属感明显增加，希望得到更多亲友的探望，希望得到更多的关心，否则就会感到孤独[12,13]。

6.否认

在临床工作中发现，有的患者会出现怀疑或否认自己患病的情况。尤其是对如癌瘤等预后不良的疾病，否认心理更为常见。例如，有位著名的老专家，在刚刚得知自己患有癌症的时候，仍然否认自己患了不治之症，拒绝进行相关的治疗。这实际上是某些患者应付危害情境的一种自我保护方式。当难以承受的恶劣病情袭来时，自我否认可以避免过分的焦虑与恐惧。严重烧伤患者、急性小儿麻痹患者及癌症患者易出现否认反应[14]。在一项对冠心病患者的研究[15]中，发现有明显的否认反应者，死亡率较无此反应者要低。否认如同缓冲剂，虽然可以在一定程度上起自我保护的作用，使得患者承受的压力和打击可能会小一些，但在许多情况下又可能会起到贻误病情的消极作用[16]。例如，有位中年女性，经过检查后发现已经身患癌症，但是由于该患者坚持否认自己患病，因此住院期间重复进行了多次检查，以致延误了治疗。

7. 同情

同情是什么呢？孟子认为同情心人人都有，并且是"仁"的开端；休谟认为同情是一种同感。心理学家进行的实验发现人越在危难之时，对具有共同命运的人亲和力越强。这一实验结果也可以在患者身上得到验证。医务人员经常能看到，患者一旦住在一起，很快就能相互认识和相互理解。他们很容易交流和沟通，并能非常无私地相互帮助，而且基本不讲究职位高低、年龄大小、贫富差距等。只要是患者，就能一律平等、推心置腹。由于没有明显的利益冲突，又在疾病的状态下，他们便毫无后顾之忧，相互之间不用过分防备，因此可以做到无话不谈。他们关心病友的病情变化，乐于向医务人员介绍病友的痛苦症状，并以帮助病友克服困难为荣且不追求任何回报。病友之间这种相互同情与友好，可以免除大家的孤独感，增强安全感，还有助于改善紧张压抑的病房气氛，对疾病的治疗无疑是有益的。但是，这种同病相怜有时也起消极作用。例如，一旦有的病友因抢救无效而去世，他们就更加害怕和非常伤感，担心自己是下一个病情恶化者或者是下一个辞世者，相互之间进行比较和排队等。另外，病友之间的消极暗示往往也会产生不良影响，如有的互相介绍治病的偏方和所谓经验，干扰医生的正确治疗等。更为人担忧的是他们之间非常信任，毫不夸张地说：一个病友的一句话顶得上医生的十句话。患者相信病友的话，反倒对医生的话将信将疑。

8. 侥幸

侥幸是指由于偶然的原因而得到成功、免去灾害等。患病后，大部分的患者都存在不同的程度侥幸心理。希望自己得病这种不幸的事情不是真的发生了，有时候则希望不治之症能侥幸地得以治愈。例如，疾病初期不少人迟迟不愿进入患者角色，总希望医生的诊断是错误的。尤其那些对疾病不敏感的人，侥幸心理尤为严重。有些已经明确诊断的人，也往往存在侥幸心理，希望睡一觉起来医生说机器检查错了，或者住几天院后疾病自愈了。这有两种情况，一是对自己疾病的诊断仍在半信半疑，因而，有时不按医嘱行事；二是缺乏相关医学知识又缺乏科学态度的人，说什么："别听大夫吓唬人，老天不一定和我过不去。"不能较好地配合医生的检查和治疗。其实，这种贻误病情和导致不良后果的患者是很常见的 [17]。

9. 过高的期望

患病后一方面是疾病本身导致的肉体上的不适，会促使患者希望疾病更早痊愈；另一方面，心理上对疾病预后的担忧、经济上花费过多、精力牵涉过多而影响工作或学习等，均使得患者会希望疾病快点好。这时候去大医院找一位专家，花很少的钱，病很快地好了而不留下一点痕迹是每个患者最大的希望，因而对医院、医生及医学产生了非常高的期望。这是非常容易理解的，也是每个人患病后的一种正常的反应 [18]。

但是，由于人类对医学本身的了解太少，技术手段太缺乏，也没有开发出足够有效的药物，因而，医生并不能对所有的疾病做到药到病除。相反，对于绝大部分的疾病，尤其是慢性疾病，几乎没有根治的办法，如原发性高血压、糖尿病等；对于另外一些疾病，虽然已经了解了其发病的原因，但是没有相应的药物，治疗效果也很差，如乙型病毒性肝炎，艾滋病等。往往是希望越大，没有达到目的时失望也会越大。而失望越大，对患者心理和生理的影响也越大。

10. 恐惧

疾病后对疼痛的恐惧、对失去美丽的恐惧、对身体残疾的恐惧、对死亡的恐惧等，都是非常常见的现象。如何在疾病时度过恐惧，直到疾病的恢复是非常不容易的一件事情。作为人类一种基本的情绪反应，每个人都有，所以如果真的感到恐惧，就讲出来，讲出来，让大家一起来安慰您，让大家一同摆脱恐惧，千万别藏在心里。

上面列举了患者疾病状态时常见的一些心理表现，那么如何才能从这些不良的心理变化中走出来，一方面，解除患者的痛苦，另一方面也能增加疗效，争取早日让患者恢复健康呢？

首先，从患者的角度，应该和家人、医生、朋友多沟通，多接触，尽量放松心情，树立坚定的信念，有疑问一定要及时地讲出来，千万不要在一知半解的情况下自己吓唬自己。有问题问医生，千万别听他人一些一知半解的说法，增加自己的心理负担。同时，也不要认为自己的病太严重了，失去了信心，自暴自弃，放弃了治疗。可以想想，自己都放弃自己了，即使别人不放弃，还能有多少办法？即使有办法，得打多少折扣？另外，也不要对一些难治性疾病抱太大的希望，以免达不到期望值后心理落差太大，反而不好。总之，要正确认识疾病及其预后。与医生和家人一起，争取最好的结果。

其次，作为患者的亲属和朋友，要主动接触患者，安慰患者；经常探视或昼夜陪护，从物质上、精神上和情感上给患者足够的支持。即使曾经有过什么误会或者爱恨情仇，这时候还是应该放下来，对患者给予足够的关心和爱护，让患者体会到亲情的重要性，这对于早日康复有非常重要的意义。

最后，作为医务人员，应当针对患者的具体心理，仔细解释，耐心说服，尊重患者，尽量使患者树立对疾病的科学态度，在患者面前要表现出严谨的态度，以取得患者的信任，帮助患者提高战胜疾病的主观能动性。同时，要对患者有足够的热情，千万不要冷漠。

不要太较真

做事情认真些是一个很好的品格，我们每个人都应该有这样的好品格。但是，无论在生活中还是在工作中，有些事情我们并不需要太认真，过分的认真有时候不是一件好事。在行医的过程中，就经常有一些不该太认真却过度认真的患者。比如，有一位老先生，由于有几个房性期前收缩，因此，对心律失常的事情出现了极大的兴趣。比如，他除了想知道期前收缩的类型外，老先生还想知道期前收缩的形成机制是什么？期前收缩的定义是什么？期前收缩是怎样计算的？R-R间期是什么意思，ST-T改变是什么意思等。另外，有一位女士，她想知道的是血脂是怎样计算的？血脂分多少种？血脂是怎样形成的？血脂是怎样检测的？为什么人体中要有血脂等。

其实，想知道这些问题也是可以理解的，但是，知道了又能怎么样呢？为了知道这些问题，他们吃不好饭，睡不好觉，找了好多的医生，查了许多的专业书籍，就想搞清楚这些问题。有时候也能碰到一些患者拿着专业书籍来咨询一些有关疾病的问题。有些患者年龄大了，有了一些空闲时间，正好想把自己所得疾病方面有关的问题搞清楚，有的甚至为了将这些问题搞清楚而影响了正常的生活，笔者觉得这样做必要性不大。笔者之所以不赞成患者去搞清楚一些专业问题，其原因在于这样做比较耗费时间和精力，而且会影响患者自己对疾病的认识，甚至影响患者正常的使用药物。尤其是一些老年的患者，认为自己都生活了几十年，人生经验丰富，学识也比较渊博，得了好多年的病，再加上自己精心钻研几个月，那么将某种疾病搞清楚是没有问题的。这时候他们会以为自己已经是这方面的"专家"了，给自己调整药物，给自己诊断疾病，甚至给自己停药，对医生的建议提出异议，并且在没有经过医生同意的情况下自作主张改变治疗方案等。

实际上，就这么点经验和知识是不能看病和治疗疾病的！对疾病的诊断和治疗是医学生经过至少5年的专业理论课学习、专业见习、临床实习过程，在这些过程完成之后，还要进行临床工作中至少1年以上的实践，才可能达到低年资住院医师的基本要求，要达到主治医师的水平，还要经过至少5年的临床工作，以及专业方面的技能考试和理论考试等。大家想想这就已经十几年了，而且，这十几年并不是有时间就看一眼专业书籍，没时间就不看的过程，而是在老师、上级医师等的指导下，自己全心全意的努力下，把全部的时间和精力都放在专业方面的学习上才可能做到尽量的少犯错误而不能完全做到不犯错误，患者那么点时间和精力怎么够呢？怎么能够不犯错误呢？

所以，建议大家有空可以了解一下相关的医疗和保健知识，注意纠正生活中的一些不良习惯，并能够放松心情，轻松愉快地生活，千万不要钻到自己给自己治病的误区中去，那样是有百害而无一利的。将治疗疾病的任务交给专业人士，就像我们自己使用电脑工作一样，如果电脑出现了复杂的问题，不会去自己研究怎么解决，让专业人员去修理，我们有时间精力去锻炼身体或者休息一下好了。因为经验告诉我们：自己经常认为自己能修，结果，拆开后装不起来，即使勉强装起来，就会多几个零件出来，而且机器被折腾得不成样子，幸亏是机器，如果是人那可就麻烦了。

患病是最公平的，心态是最重要的

目前为止，无论是哪种社会制度、哪个国家，总是会出现一些人贫穷而另外一些人很富裕的情况。从医学角度来讲，既不要因为有钱而沾沾自喜，也不要因为贫穷而妄自菲薄。因为，贫穷也好，富贵也罢，人人都会得病。世间的事情其实在很多的时候是很符合辩证法的，或者说到底是公平的。只看你是以什么样的心态去看待的。有些人生活很富裕，经济状况很好，出入坐的是豪车，住的是别墅，吃的是生猛海鲜，穿的是世界名牌，但由于长期的活动少，大量进食高热量的食物，体重明显增加。同时这些人中，一部分是依靠勤奋劳动致富，这些人为了自己的生活付出了高昂的代价，其中一部分就是过度劳累和身体上的伤害；而一部分靠投机倒把、贪污腐败等非正当手段得到的，当经济收入增加后就会出现心态极端的不正确，要么提心吊胆，怕被抓住；要么担惊受怕，怕自己的钱被别人抢走。时间长了就会过度肥胖，得高脂血症，下一步就是高血压、冠心病、糖尿病及脑梗死等心血管疾病，并还可能得抑郁症。而穷人则可能没有这些问题。但是穷人如果心态不好、怨天尤人，也同样会得一些心理疾病，并可能会产生更为严重的后果，就是增加对富人的仇恨，以及对社会的严重不满，因而会表现出一些不正确的反社会行为。这些行为如果得不到正确的疏导，就会偏离社会普遍认可的准则，即变态行为。由于现在社会经济的发展及分配上的差距加大，这类变态行为明显增多。而且已经从一种心理变化发展成为一种疾病了。可见即使没有病，如果不能正确地处理，也会生出病来。这里最重要的就是正确的心态，无论你富贵与否、贫穷与否，这都不是关键问题，关键在于有正确的心态。

自古至今，无论是王亲皇族、达官贵人还是平民百姓，没有人一生中不得一次病。只不过有人得的是大病，可能带来致命的危险；而有的人得的是小病，三五天恢复正常。即便那些所谓无疾而终者，也只是离开美好世界的那一次而已。我们有那样一句话：又不是神仙，谁不闹个小病小灾的？所以说我们谁也避免不了得病的那一天。虽然得病是避免不了的，但是得了病每个人的反应却是千差万别的。下面是几种常见的患者心态。

第一种人，得了病，哪怕是来个伤风感冒之类的小病也是愁容满面，叫苦不止，自叹老天待自己太不公平，别人都好好的，自己为什么会得病？心情差，工作没劲，怨天尤人，即使医生进行开导，也听不进去。

第二种人，得了病后倒没有叫苦连天，而是将自己投入到无限的忧郁与担惊受怕中去，想想这种病是不是很可怕？会不会有严重的后果？要么便茶饭不思、夜不能眠，要么东打听、西打听，看同样病的人活了多长时间？担心自己可能随时得什么心肌梗死、脑梗死，把自己吓得够呛；或者开始自学医学相关内容的过程，结果是越看相关的书籍心中越怕，怎么书上讲的这种病那种病和自己的感觉、自己的表现一模一样啊？心情也越来越差，结果形成恶性循环。尽管在治疗，但是效果并不好。

第三种人，即使得了大病，整天浑身上下不舒服，也是轻松自然，该吃时吃、该喝时喝，该笑时笑，如同没有发生什么事情似的，相信自己能挺得住，而且也认为是药三分毒，长期吃药也麻烦，不去看病；也有的人觉得反正治不好，也坚持不去看病。

第四种人，知道自己得病了却表现得很镇静，不舒服了，自己休息一下，还不见好转，主动去医院看病。根据医生说的，该吃药吃药，该输液就输液，几天后病情自然缓解，又全身心投入到工作和生活中去。

前面列举了许多例子都是在平常医疗工作中会碰到的，大家可以拿自己对比一下，自己是属于哪一类人，再好好想一下，哪种态度更可取一些？其实大家心里都很清楚第四种人的态度更可取。实际上，很多人得病，病本身可能并没有太大的问题，但是由于患者自己"造"出来的问题可真是不小。这种问题的本质就是由于对疾病不能准确认识而产生的误解（患者要正确认识疾病可不是一件容易的事，因为医学本身就是一门专业化很强的学科，而且现代化的科技发展使得医学发展更为迅速，专科医生如果不天天学习也觉得跟不上时代发展，更何况其他非专业人员），这种误解可能会引起患者精神上更大的负担，而精神上的负担也会影响疾病的痊愈、发展变化及治疗。其实对疾病的正确认识和乐观的情绪对疾病的治疗和好转非常重要，如果能正确认识疾病，正确对待疾病，如同毛主席所说的，既来之，则安之。从心理上泰然处之，配合医生治疗，那么便可以很快地恢复健康。说到底，作为患者着急也是干着急，一点用都没有，着急还不如不着急，担心还不如不担心，当然在实际生活中要完全做到有一定的困难，但是在这里要说的是，大家一定要努力。医生和患者共同努力，才能更好地治疗。所说的人病心不病就是，人病了，不能让心理上也人为地生病，想开点，保持乐观的心情，这样才可以为您的康复铺平道路。俗话说，与其悲悲切切地过一天还不如开开心心地过一天。

管理自己的情绪

情绪是身体对行为成功的可能性乃至必然性在生理反应上的评价和体验，包括喜、怒、忧、思、悲、恐、惊7种。行为在身体动作上表现得越强就说明其情绪越强，如喜会是手舞足蹈，怒会是咬牙切齿，忧会是茶饭不思，悲会是痛心疾首等，就是情绪在身体动作上的反应。人类与动物相比，具有更为复杂的情绪表现，这是人之所以比动物更高级的一个非常重要的方面，这表现在人的情绪和情感比动物更为复杂和多样。情绪对疾病具有重要的影响，而疾病的存在也对情绪造成了巨大的影响。医学研究表明70%以上的胃肠疾病与情绪变化的关系密切，心理性因素引起的头痛占所有头痛患者的80%～90%[19]。另外还能引起神经官能症、精神病、哮喘、慢性胃炎、青光眼等[20]，女性还容易引起月经不调，甚至闭经。事实上，不良的心理因素、精神过度紧张或忧郁悲伤，也是一种强烈的"促癌剂"。如何正确地处理情感和疾病二者之间的关系，是每个患者都必须面对和要着重处理的一个问题，但遗憾的是绝大部分的患者都不能正确处理这二者之间的关系。

患病后容易情绪急躁，是很正常的事情，每个人都可能会这样。但最重要的是，如何才能更好地控制自己的情绪，让自己不要过于着急，这对于一个患者而言非常重要。如对高血压、冠心病、甲状腺功能亢进性疾病等尤其重要。由于这些疾病的患者在情绪急躁的情况下病情会加重，并可能导致出现危险。而其他一些疾病如果情绪受到严重的影响也会延迟疾病的恢复或加重疾病，所以患病后，作为患者一定要管理好自己的情绪，保持良好的心态。

在生活中或者在就医过程中，经常会出现一些意想不到的情况，或者让人很不愉快的事情，这时，患者一定要保持冷静，控制自己的情绪，正确的处理问题，该说的话说，该做的去做，有时即便自己受到了伤害也要冷静地思考和处理问题，千万不能急躁，那样不但会导致疾病的加重，而且还可能出现危险影响就医。情绪的剧烈变化，对于一个正常人也许不会产生严重的影响，但是对于一个患者而言，不但要经受疾病本身的折磨，而且还要经受这些外来伤害，无疑是雪上加霜，关键在于根本不值得！因此，要保持一种你急我不急的态度，该找医生的找医生，该论理的论理。为了自己的健康，有话好好说，别着急，别动不动上火。例如，有一个患高血压的老太太，好长时间都没有看病了，一次看病时发现连挂号费用也变了，就问怎么回事，挂号员很不耐烦。老太太本来还高高兴兴的，一看挂号员的态度就有点不高兴，但想到是来看病的也就想忍一忍算了，可是刚一回头，这位挂号员又来了一句"有病"，这下可把老太太惹火了，老太太想我有病才来看病，你这么年轻，也用不着这样骂人啊，当场就跟其理论，还找到了主管的人员。最后问题是解决了，但是血压一下子升得很高，高压都到 200 mmHg 了，差点晕倒，还耽误了不少看病时间。这种事情的发生，全部责任都在那位挂号员，作为医院工作人员应该想到患者是因为不舒服才请假或者跑了很远的路，排了很长的队，等了很长时间才来看病的。如果好好的，谁愿意到医院去？所以对患者我们必须给予耐心、认真、热情，而不能以居高临下的态度或者恶劣的态度对待他们。但尽管是挂号员的错，后来挂号员也认错了，结果还是老太太受的伤害最大，血压突然升高不但造成了不舒服的感觉，也大大破坏了看病的心情，幸亏没有出危险，如果出现了危险，那就更不值了。在这里要批评挂号员，也要提醒患病的老太太。无论在什么情况下，尽量先保持冷静，尽量让自己放松，以身体为重！如果有什么事，完全可以事后找医院相关部门投诉，而不要以损伤自己已经不健康的身体为代价来抗争，以免进一步伤害自己，毕竟自己的身体才是最重要的！

另外，很多的患者由于家庭生活中的问题没有处理好或者不好处理，工作中存在着一些不顺心的事情，或者与别人相处中存在着一些问题，还有一些是由于生活或工作压力太大，一旦患病，就更无法把握自己的情绪，结果对生活、工作和疾病造成了更为不利的影响，这都是得不偿失的。例如，有一位女士退休前是一位工人，因为退休后工资比较低，她的爱人退休金也不高，因此，二人也是勉强过着简单的日子。自从查出患了高血压后就出现了更大的经济负担。老太太由于要看病吃药，就明显增加了开支，老头子可就不满意了，不愿意给钱，老太太给医生讲起这些事情就忍不住哭了，还说吃了很多的药也没有效果。其实，老太太血压高并不是主要的问题，关键是由于存在着不安全感和老头子没有采用适当的方式，使得老太太更为不安和焦虑，结果睡眠不好，精神紧张，从而造成血压更高。医生给老太太讲了讲情绪可能对血压的影响，给她调整了比较便宜又能降压的药物，并建议她放松心情，告诉她轻松愉快的心情有助于降低血压，还能改善生活质量等；同时注意饮食方面的改变，如低盐低脂饮食、适当的运动等。老太太听从了医生的建议，血压很快就恢复到了正常范围内，并且晚上睡觉也睡得好多了。另外一个例子，有一位女士，退休后在家，由于她的公公婆婆去世前和她住在一起，公公婆婆去世后留下了一套房子。原先没有和公公婆婆一起住的小叔子在公公婆婆去世后要将公公婆婆留下的房子全部归自己所有。由于这位女士的丈夫性格比较懦弱，无法应付这些事情，这位女士只能出面，结果出现了很多的不愉快的事情。这位女士说每次听到小叔子来的时候，情绪就极为紧张，头晕、心慌明显加重，晚上也睡不好觉，后来又发现血压高，头晕、心慌更为严重，有时候觉得都快要活不下去了。其实，生活中这类事情很多，我们每个人都有自己的麻烦事，不是说家家有本难念的经嘛。对于这些难念的经，我们一定要保持淡定，不要着急，尽量用平和的心态去面对，即使比天还大的事情，比海还深的爱恨情仇，最后还是要解决。因此，该怎么样，就去按照合理的方案去办，不要投入太多的感情，控制自己的情绪，不要让情绪像决口的洪水肆意发泄，理性地去解决问题，避免情绪化，那么事情就会更好地解决；而且，心情也会很好，当然就不容易得病，得了病也会更容易恢复。

因此，在个人需要无论是否得到满足的情况下，要能够自觉地调节情感使之适度地表现为一种情绪。如需要得到满足不狂喜，需要未满足不大怒等，保持一种平和的心态更有利于身体健康。

防止偏听偏信

很多人都会偏听偏信，而患者似乎在这方面表现得更为明显，经常可以看到一些患者对于一些人、报道或者书非常地相信，认为那里所说的就是最真实的，而经常说的一句话也是：你看报纸上都报道了，肯定是真的。其实真实与否与报道无关。只有正确而真实的报道才是真的，现在虚假的和捕风捉影的报道也有很多。其实也可能是一种变相的崇拜。有的人说："我的一个朋友就得了这种病，他是因为什么什么原因得的，也是因为吃了什么什么药治好的。""某某书上说了，那种治疗方法非常有效，肯定能治好。我和我的那位朋友都一样的病，肯定没错。"其实学过一点辩证法的人都应该知道，那种只知道照搬某种教条的方法早就被证明是最不可取的了。事物是千变万化的，那种刻舟求剑、盲目照搬的思维方法是一种极不科学的做法。我们都应该知道，为什么同样是中国人，有的人长的高，有的人长的矮；有人的胖点，而有的人瘦点；有的人体格瘦弱，而有的人体格健壮？这都是因为我们每个人的身体本身就存在着很大的差异，其原因是我们每个人的基因都是不同的，主要表现在基因的多态性等方面。在人体内约30亿个碱基对中，无论是东方人还是西方人、中国人还是外国人，基因的组成和种类是没有差别的，所差别的主要是基因的单核苷酸多态性等。即使是男女之间如此大的差别也只有性染色体存在着差别而已。其他包括性格、智力、体形、长相等各个方面都是由基因决定的，这里倒也不是谈基因决定论，因为外因也是起一定作用的，后天的开发也很重要，但是外因也只有通过内因才能起作用。所以，人和人的差别是很大的，因而人本身对疾病的反应、用药时对药物反应及疾病发病的情况均会有很大的差别，如果不对自己的个人情况进行具体的分析和考虑，盲目跟进，有可能犯严重的错误，也会导致严重的后果。而且有些药物对一些人很有效，而对另外一些人可能会有极大的危害性，如青霉素对于大部分人而言是一种非常有效的抗生素，但是对于少部分人而言则可能导致严重的过敏反应，甚至导致死亡。

比如，有一位老先生从事房地产挣了些钱，由于他自己的血脂比较高，吃药吃了一个月后血脂已经明显下降，其实他只要再吃一个月血脂就可能降到正常范围了，由于大部分的他汀类降脂药对肝脏和肾脏的功能都有一定的损伤（他已经服用有保护肝脏和肾脏的药物，所以该患者的肝脏和肾脏功能并没有损伤），他对药物的不良反应还是很担心。后来听他的邻居说有一种从宇宙飞船上带回来的保健品，有降血脂、保护心脑肾的功能，还具有增强体质、延年益寿等作用；而且据说这种东西很贵，一般人还买不到。所以他就花了很多钱去大量购买（其实那可能是一种营销策略）。吃了一个月，自我感觉还不错，想来化验一下看看效果，结果出来后老先生差点晕倒。吃了那种保健品后他的肝脏和肾脏功能受到明显的损害，转氨酶比正常参考值高3倍以上，不但经济上受到很大的损失，而且身体上也受到较大的伤害，后悔莫及。幸亏服用该保健品的时间还比较短，经过保护肝脏和肾脏功能的治疗，老先生很快地康复了，发誓从此以后再也不吃那些保健品了。现在老先生按照医生的治疗方案，血脂已经完全恢复正常，各方面的表现都不错。不是邻居对他有什么不良的企图，而是由于对医学和药学知识缺乏造成的。由于我们对一些专业的知识不了解，有时候即使了解一点儿，即通常所说的"久病成医"，但是这种半路出家的所谓的"医"很容易出问题。由于没有系统的医学知识，经常是生搬硬套、刻舟求剑，容易犯教条主义、经验主义的毛病，最后好心办坏事。有些人是出于某些目的，对自己的邻居说这个保健品好，那个保健品好，这里面是有一些见不得人的原因，如采用一些传销的手法，除了骗人钱财之外，没有更多的好心，请各位患者一定要注意。最安全的方式莫过于去医院咨询一下医生，让医生给你调整药物，医生会根据你的病情给你选择最合适的药物。即使有不良反应，经过医生的检查和正确处理，也能保证你的疾病得到及时的治疗，最大限度地促进你的健康。

避免听天由命

现实生活中相当大的一部分人都是听天由命族。这类人的主要表现就是认为该死的就会死，谁也拦不住，而要活的怎么也死不了。这可以在某种程度上对人们的心理起一定程度的安慰作用。让人们保持一种相对平常的心态对待日常生活和工作中所发生的事情。虽然带有一定程度的迷信色彩，但是如果有一些不好的事情发生时，在无法平衡心理的情况下确实是一种比较好的安慰和自我安慰的方法。值得注意的是在对疾病的态度上，我们千万不能也采用同样的态度。这是因为这种态度可能会阻止我们积极地治疗和预防疾病，任由疾病发展和危害我们的健康。如有些人抽烟，明明知道吸烟非常有害，还说该死的就得死，该活的再怎样也不会有事。因而在未患病时不注意保健，患病后不及时治疗，因而最后得了比较严重的疾病或出现严重的并发症。但是令人遗憾的是这些人在得了病后，仍然保持着同样的心理，认为这是他该得病，这是命中注定的。虽然他也认为自己不是迷信，但是却认为得病是不可能违背的事情。仍然心安理得，不认真进行治疗和预防，我行我素。这种思想是极端要不得的。一个简单的道理就是：人饿了为什么要吃饭呢？答案当然是因为吃饭可以提供我们能量，人体的消耗需要啊。那么疾病时，我们人体维持正常的生理机制受到影响不能让我们正常的生活了，出现了异常，我们为什么就不能向机体提供一些帮助，让我们的身体恢复正常运行呢？如果我们非要认为疾病的出现是天命，那么我们可以认为天命就是先天的遗传因素。这种因素可以说的"天"生的。其实这个"天"生的毛病虽然我们无法彻底治愈，但是我们还是有办法治疗的；至少能改善症状、降低疾病的发作、延迟并发症的出现。最大限度地让我们能舒适地生活而不至于那么痛苦。这已经是非常重要的了。而且在科技飞速发展的今天，将来对于我们人体的"天"生疾病进行彻底治疗也并不是不可能的。这也就是我们人类不同于一般动物的根本所在！那就是我们是具有极高智慧的生物，可以改变大自然，也能改变我们自己，在原始条件下我们听天由命的环境已经不存在了，我们有的是办法，可以让我们生活得条件更好，活得更健康，活得更舒适，患病也越来越少，越来越轻。因此，面对疾病，我们并不是全部听天由命，而是有自己对抗疾病的手段。

经常听到患者说，不看病了，听天由命吧。这既是一种无奈，也是一种对自己的放弃。由于现在的医学并不能解决所有的问题，一些疾病还是没有办法从根本上解决，如冠心病、原发性高血压、糖尿病等。这些疾病一旦出现，也就意味着会终生存在。去医院看病，医生也只根据病情，进行药物治疗，而患者则可能就会终身服用药物。对于一些有明显症状的患者，他对药物治疗可能还是比较积极的，因为药物毕竟还是有作用的，至少能改善症状。但是对于那些症状不太明显的患者，或者对于那些耐受能力比较强的患者，一旦听说无法治愈疾病，便产生这种听天由命的想法，这是要不得的。那种听天由命的想法，最早是由于对疾病无法治疗引起的一种被动的听天由命，是不得已而为之。而在现代社会的医学条件已经有了极大的进步，对于绝大多数的疾病而言已经不用听天由命了，而是可以进行治疗，一部分可以治愈，一部分可以缓解病情或者延长生命。这时候盲目地听天由命就不可取了，这种情况下积极参与治疗、配合治疗，就完全有可能最大限度地使患者受益。一个简单的例子就是高血压，如果不进行治疗，大部分的患者都可能在五六十岁的时候出现严重的并发症，如心力衰竭、脑出血、肾衰竭、眼底出血等严重的并发症。但是如果经过治疗，尤其是用比较新的可以防止心血管并发症的药物进行治疗，活到七八十岁还没有出现并发症，还可以进行正常的生活。一些人整天就会说："我已经活够了，都好几十岁了，远远超过了我的目标，看病也得死，不看也得死。整天吃药，烦都烦死了，还不如就这样算了。"虽然这种人的心理可能具有不畏死的想法，但是如果真的到了那一天，也未必真的不怕，尤其如果得了病，一时死又死不了，活着也活不好的时候，那种日子可真就不好过了。事实上，那时候也没有多少人会自己结束自己的生命，那时候求生存的欲望还更强烈呢。即使真有那种结束自己生命的想法，但是那时候可能连自己结束自己生命的能力都没有了。所以听天由命是要不得的，一定要相信科学。

避免我行我素

除听天由命的一些患者外，另外一方面，则是一些患者对自己的信心很大，或者说太较真，认死理。明明科学的研究已经告诉人们一些不好的生活习惯对人的身体会有很大的影响，甚至可能会导致危及生命的疾病，如癌症，但是总有那么一些人，他们不相信这些，还拿几个极个别的例子来辩解。例如，吸烟可以导致肺癌这个问题，这已经得到了医学界公认，所以所有的医生都会劝患者不要吸烟，但是吸烟者自有一套可以说服自己的理论："你看那个著名的某某领导人，自己周围的邻居，还有那个报纸上说的，许多的长寿者，他们都是吸烟的，他们怎么没有得肺癌？还会长寿？我吸就会得？根本就是医生在那里瞎说。"

其实目前为止，医学的发展是告诉人们怎么样会容易得肺癌，什么样的生活习惯会比较好，这是一个根据科学研究得出的结论，这种结论很显然适用于群体而对于单个个体而言，并不一定会正确；但是在群体中就基本上是正确的了。例如，如果一百个吸烟者会有 20 个人得肺癌，而正常人可能为 1 个。在吸烟者中，你随时都有可能是那 20 个中的一个，你愿意吗？有一位老先生，几十年如一日地吸烟，而且量很大，一天能吸二包烟，尽管吸得脸色发暗，牙齿发黄，咳嗽不断，但是即使是在感冒期间，也是坚持吸烟。终于有一天发现自己怎么突然那么容易感冒，而且还不容易好，就去医院，拍了个 X 线片一看，有一个阴影，进行输液，强化抗生素治疗，一周，两周，总是有一个阴影不能完全消除，再去拍个 CT 一看，肺癌。赶紧去花了近 2 万块钱做了个肺大部切除，还花了 1 万块进行了化疗。单说这化疗，简直就是地狱一般的生活，那真是生不如死。老先生可后悔了，可是有啥办法呢？谁叫咱不相信科学呢？不但受尽了折磨，还将好不容易攒的钱花得精光。好在现在老先生还能后知后觉，从此之后不吸烟不喝酒，勤锻炼，定期检查。由于发现得早，治疗的好，总算没有转移。可见，不相信科学而我行我素的害处有多大。

正确面对广告

当今社会是信息的社会，信息传递速度和范围都极大地提高了，广告几乎无处不在。广播、电视、报纸报刊、街头巷尾，甚至在一些人的衣着服饰上也有广告，面对这么多的广告铺天盖地而来，有时候即使你不相信，说的次数多了，说的地方多了，也不由得使你相信广告里说的就是真的。如果你的意志力不够强，很快你就被广告牵着鼻子走了。做广告的人没有掌握做人的一些基本道德原则，明明只有1成的效果，他可以说成12成；本来没有的效果，他可以给你说有。在这些人的眼里只有钱是一切，什么道德、做人的基本道理和良心已经彻底丧失殆尽了。而一些做广告宣传的媒体，在金钱面前也已经失去了它应该具有的基本原则，只要给钱，不管什么样的广告都会给你登出来。真的假的，有效的没效的，好的坏的，一切全听给钱人的安排，因为老百姓不直接给这些媒体钱，所以只要自己有钱挣，哪管老百姓的死活？还有一点就是一些人缺乏对这些广告的识别能力，当然这也不能怪老百姓，老百姓的水平也达不到专业级别，而且也都只限于某一方面。例如，我是医生，那么对于医学方面的一些不负责任的广告我是知道的，只要一听它在说什么，就会知道是真是假。但是对于其他方面的，如某厂家说自己生产的家具水平多么多么的高，或者某企业宣称自己生产的电器水平达到了世界领先水平，这方面我就不知道了，而且很可能也会上当受骗。这完全是由于专业知识的缺乏造成的。可是谁也不能做到样样精通。而且国家也规定了不能做虚假欺骗性的广告，但是这些奸商是上有政策、下有对策，道高一尺，魔高一丈。而老百姓就是直接的受害者。

从医学方面而言，笔者认为一个患者不管广告说的如何如何好，都不要去相信，只知道有这么一回事，在去医院看病的过程中咨询一下大夫，这样最为保险。而对于疾病方面，不管谁说的再好也不要相信他。不要相信他举他爸爸的例子，还是他妈妈的例子，或者是他老婆、孩子的例子，这些人为了钱，是不会顾忌用他爸或他妈做例子是否合适，反而认为这样的例子可信度大，因为大家都在想同样的问题，谁会用自己父母、孩子做例子说那种不吉利的话呢？但是这些人就做得到，因而也就不知不觉地成为骗子的牺牲品。

记得有一次一个来自吉林的老先生找到笔者，讲述他的血压最高能达到200 mmHg，后来从报纸上看到说有一种药吃一段时间就可以完全治愈高血压。由于一般而言，90%以上的高血压都是原发性高血压，也就是说还没有发现明确原因的高血压，许多高血压患者经过大量的检查最后仍没有找到血压会增高的原因。这种分类和说法不是笔者一个人在这里信口雌黄胡乱说，而是在世界范围内的统一认识。也是多少年来科学研究的结果。原发性高血压目前还没有根治的办法，任何一个受到过正式教育的医生都会这样告诉你的。但是为什么还有那么一些广告和人还说可以治愈呢？甚至喝喝茶也可治愈，网络、报纸和书刊上这种广告多的是。其原因不外乎就是骗钱而已。说可以治好原发性高血压的唯一可能就是你遇到了骗子。笔者曾经很正式地告诉过一些患者，如果有人说可以治愈你的高血压，你一定不要相信，如果说吃点药就可以治愈，也一定不要相信。即使是科学将来很发达了，治愈高血压也是非常困难的。除非对高血压的认识有了根本性的改变，但这一点目前看来似乎还不可能。

当然也不是对一切的广告都拒之门外，有些公益性广告，大型医院新开展的医疗和药物广告，这些广告的可靠性还是很高的，因为这些广告要经过严格的审查和批准的。具体方面可以找医生咨询，无论如何，医生的可靠性还是很高的，想想一个患者在手术或者危重病时，是医生将他从死神手中挽救过来，而医生在那种关键时候的任何一点不道德行为或者责任心缺失都可能给患者造成极大的伤害，医生是以极端负责的态度去工作的。所以患者应该相信医生，而不是与医生对抗，只有双方信任和合作，才能最终治好疾病，让患者康复。

"该吃就吃、该喝就喝"与"想吃就吃，想喝就喝"

对于病情比较严重而生活方式又非常不注意的患者，医生一般都会对患者讲一定要注意生活方式，不要吃得太多，要清淡饮食，要戒烟戒酒，生活规律一点等。有些患者很认同，而有些患者则提出了自己的看法，比如有一位老先生 60 多岁，已经因为冠心病做手术搭了两支桥，还曾经放过两个支架。对于医生的建议，他振振有词地说："都一把年纪了，该吃就吃，该喝就喝，还能活多长时间啊？""我觉得人应该想吃就吃，想喝就喝，活个 70 岁就行了，免得给孩子添麻烦。""抽了一辈子的烟，哪能戒掉啊，你不看看那个谁，一辈子抽烟不也活了 90 多岁？"

这种情况是很多大夫经常碰到的事情，也是我们大家日常生活中经常碰到的事情。尤其是我们看到年轻的同事、同学、朋友因为某种事情而不幸离世后这种感觉会更为强烈，让我们觉得人生很短暂，生命很脆弱，很多的愿望还没有实现，还没有来得及享受生活时，已经走到了人生的终点。为了让我们能减少一点遗憾，我们就想能对自己好一点。由于中国人更讲究吃喝，因此，大家经常说的是"该吃就吃、该喝就喝""想吃就吃，想喝就喝"，希望以此来弥补一下我们对人生无常的遗憾。

事实上，笔者非常理解这些人的想法，但是对于他们的做法还是不能苟同的。人生是很短暂，但是"想吃就吃，想喝就喝"能弥补心理上的缺憾，但是却造成了肉体上永久的损伤。如果说在年轻体健时，想吃就吃，想喝就喝尚能接受一点（那时候估计经济上不允许），但是在年龄大了，尤其是患病后这种做法对于疾病而言就是雪上加霜。比如，上面提到的那位老先生，已经因为吃得太多太油腻而在心脏里放支架并进行冠状动脉搭桥了。但是这位老先生仍然不注意生活方式的改变，也不按时按要求吃药，结果又再次因为冠状动脉再狭窄和心脏不适而来医院。从这个例子中，患者朋友们需要牢记的结论是：药物等医学手段能解决一部分疾病的治疗和预防问题，但是并不能解决所有的问题。因此，生活方式的改变是心血管疾病的预防和治疗中非常重要的一环。那种随心所欲的不良生活方式是要不得的。

有的患者对疾病得结果想得比较乐观，认为病重了大不了一死，一了百了呗，也不会给孩子添麻烦。但问题是很多的慢性病并不是如患者希望的那样，会突然地一了百了，而非常可能是出现残疾。比如，如果血脂很高，或者有高血压，那么非常可能会出现脑梗死或者脑出血，心肌梗死并形成心力衰竭，残疾但不会导致死亡，并可能会生存相当长的一段时间。如果处于那种生活不能自理的残疾状态，会给患者自己及其家人造成长时间（也许一两年，也许十几二十年）及非常大的痛苦和麻烦。

因此，为了避免这一点，患者一定要特别注意生活方式的改变，不能"想吃就吃，想喝就喝"，而且要正确理解"该吃就吃、该喝就喝"。经常我们的理解是"该吃的时候就大胆吃、该喝的时候就大胆喝，不要想那么多。"这是一种按时间、按场景的说法。对于患者而言，也是"该吃就吃，该喝就喝"，但应该变成按疾病为依据的说法，即对于疾病而言，该吃的就吃，该喝的就喝；不该吃的不吃，不该喝的不喝。这样才有利健康，有利于疾病的恢复。

活着就是幸福！

幸福的定义于每个人而言都不一样，孩童时觉得拥有了喜欢的糖果便是幸福，年少时考上理想的学校是幸福，成家后家里一切安好是幸福，年老时儿女生活美满、自己身体安康是幸福……这一切的幸福都基于同一个基础，那就是身体健康。

生命，从来都不是孤立存在着的。我们活着，健康而又快乐地活着，不但是对自己最大的负责，更是对身边的家人、亲人、朋友的一种支持。而死亡，不但让我们自己再也无法和这个世界如此亲近，我们身边的家人、朋友，都将因为我们的离世而深陷巨大的哀伤之中。生与死，从来都不是一个人的事情。

在笔者看过的患者中，有一位老先生，老太太因为得了肝癌过世，本来老先生身体还好，尽管有高血压、劲动脉硬化斑块，但是在治疗过程中还比较稳定。但是在老伴离世之后，经受不住打击，血压控制得很不好，自己也不是特别注意按时服药治疗，而且还得了抑郁症。身体状况越来越差，开始还来看病，每次笔者都要安慰他一下，后来就再也没见到了。

而另外，有一位老奶奶，80多岁了，总共得了十几种病，主要是得了梗阻性心肌病、高血压、冠心病、糖尿病、关节炎等。家里的老爷爷是重病在床，根本就没有办法下床，也就来不了医院。每次都是老奶奶来给自己拿药，也给老爷爷拿药。还说她要照顾自己，还得照顾自己的老爷爷。她每次都要推一个小车，这个车不但可以帮助她买菜，还可以让她走路时不至于摔倒。有7年多的时间，她都一直这样每个月都坚持取药、看病。每次她都很开心的样子，还说自己一直看怎么治疗梗阻性心肌病方面的书和资料，希望这种病能早一天发现治疗的好办法！她总是慢悠悠的、镇静的样子，没有一点儿痛苦和怨天尤人的表现。

其实，每个人都是有感情的，对于亲人的离去所表现出的悲伤和痛苦是难免的。但是，只要还能活着，我们一定要坚强地活下去！别想着说，死了算了，早一天死早一天拉倒，那种赌气或者冲动的话。事实上，我们谁都总会有那么一天的。在能活着的时间内，请一定珍惜。因为这种机会很少的，而且时间也越来越短。如果我们离去的亲人知道，也非常希望我们能坚强地、开心地活着。因此，即使身体上还有不适，情感上还有不满足，内心还很痛苦，我们也要坚持下去。调整一下心情，有质量地活下去。为了我们的亲人，也为了我们自己！

参考文献

[1] 蔡华俭. 外显自尊、内隐自尊与抑郁的关系. 中国心理卫生杂志，2003，17(5): 331-336.

[2] 王莉. 患者的一般心理活动 [J]. 中国保健营养旬刊，2013(12): 123-123.

[3] 汪名霞，马梁红. 骨科患者的抑郁情绪调查与对策 [J]. 现代护理，2005，11(19): 1599-1599.

[4] 郭立群，任志刚. 糖尿病健康教育中心理治疗的作用 [J]. 医学美学美容旬刊，2014(12)：156.

[5] 王宇飞. 慢性肝病患者的常见心理问题及护理对策 [J]. 大家健康：学术版，2014(7)：251.

[6] 李桂清，宫承芝. 患者手术前后的心理护理 [J]. 中华当代医学，2004(7): 114.

[7] 李皓. 围手术期患者的心理准备 [J]. 工企医刊，2001，14(5): 67-68.

[8] 余巧霞. 浅谈手术患者的心理护理 [J]. 安庆医学，1999(3).

[9] 华陵莉，王素芬. 患者焦虑的评估及处理 [J]. 实用护理杂志，1999(11): 46-47.

[10] 牛丽霞. 手术患者的心理调护 [J]. 抗癌之窗，2012(8): 67-69.

[11] 边岩. 住院患者的心理护理 [J]. 内蒙古中医药，2010，29(3): 164-165.

[12] 焦玉良，刘庚常，关晓瑛. 患者角色感受的差异性研究——对 222 位住院患者的调查 (二)[J]. 医学与社会，2008，21(12): 9-11.

[13] 桂峰. 患者角色的进入与退出 [J]. 中国保健营养，1997(3): 23.

[14] 尹文刚，林文娟. 心理应激与相关心理疾病的发生和治疗 [J]. 中国临床康复，2002，6(17): 2514-2515.

[15] Hackett C. A study of the root system of barley[J]. New Phytologist, 1968, 67(2): 287–299.

[16] 朱凤琴. 癌症患者的心理问题及其对策 [J]. 内蒙古中医药，2013，32(1): 108-109.

[17] 李心天，孙哲. 医学心理学入门 第二讲 医学心理学对人的疾病和健康的观点 [J]. 交通医学，1991(3).

[18] 郭俊丽. 浅谈内科患者常见的心理护理 [J]. 中华现代临床护理学杂志，2008.

[19] 张凤玉，史勇. 心理社会因素与功能性消化不良的关系 [J]. 海南医学，2011，22(1): 80-82.

[20] 尹本义. 情绪与健康 [J]. 康乐园，1994(1).

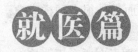

就医篇

得病了要去看病，但是很多时候，大多数患者不知道该怎样去看病，选择什么样的医生和医院看病，看病时要注意些什么问题，尤其是第一次看病的患者，这方面的知识几乎是空白，因此经历了很多的磨难。那么如何才能经历更少的磨难而尽快地找到合适的医生看病呢？这里我们总结了患者需要注意的一些问题。

得病了要及时治疗，以免小病变大病！

得病了就应该去看病，否则不但会造成巨大的痛苦，而且也可能会延误病情，最后造成不可挽回的后果。有些人在疾病的初期，可能是一个小毛病，但是由于某种原因没有及时就诊，就会使得疾病加重，很多的人都有这样的经历，那就是去医院时，医生问你为什么到现在才来？为什么不早点来？当然，大多数的患者都是愿意一旦有病就到医院去，但也有相当多的一部分人，或者自恃年轻力壮，或者忙于工作学习，或者怕吃药打针，结果就把病给拖严重了。在病毒性心肌炎的早期，如果能好好休息，使用一些抗病毒类药物和维生素等，心肌炎可能就会完全恢复而不留下任何后遗症，但是在临床工作中，经常看到的情况不是这样的。例如，有一个 23 岁的女生，经常会出现心悸、心慌、胸闷不适，阵发性的室性期前收缩，活动明显受限，被诊断为陈旧性心肌炎，已经吃了 7 年的药了。追问其病史，她是在 16 岁的那一年，由于感冒发烧，并不严重，吃了一点退烧药，当时似乎好点了，但是也没有全好，小女孩自己学习很认真，由于忙于学习，也没有好好看病，吃点药好一点，过一段时间又有反复，直到一年多后慢慢出现了心慌、胸闷等不适，去医院一查，还存在着心律失常，但是由于时间较长，尽管去了好多家有名的医院，医生想方设法去治疗，效果还是比较差，到现在也只能靠吃药缓解一点，要完全治好可能性很小，小女孩自己及其家人后悔莫及。而另外很多同样有急性病毒性心肌炎的年轻学生，由于治疗及时准确，基本上都完全恢复了。同样的病，治疗及时与否，结果天壤之别。所以，有病一定要及时看，不要拖，很多的病一点也不能拖，以免小病变成大病。要牢牢记住，身体是进行其他一切活动的本钱，没本钱，就什么也干不了了。

中医好还是西医好？

在讨论中医好还是西医好这个问题之前，我们先看看由国家信息统计中心网站提供的一组数据[1]。

2013 年全国医疗卫生机构总诊疗人次达 73.14 亿人次，2013 年年底，全国医疗卫生机构总数达 97 000 多个，其中：医院 24 000 多个，基层医疗卫生机构 91 000 多个。

2013 年全国中医类医疗卫生机构总诊疗人次达 4.37 亿人次，中西医结合诊疗人次数 0.45 亿人次，其中：中医类医院 3000 多个。

由于中西医结合的医疗机构均归入中医类，基本上可以从中得出：总的就诊人数减去中医医院的就诊人数即为西医类医疗机构就诊人数，去西医医院看病的是中医类医院人数的几十倍；而医疗卫生机构总数减去中医类卫生机构数量即是西医类医疗机构的数量，西医医疗机构是中医类医疗机构的近 10 倍。差距是多么的巨大。

那么，这能说明西医就一定比中医好吗？一些大医院的西医对于中医直摇头，认为中医根本没有用。甚至一位国内非常著名的西医心血管专家也在公众场所坦言中医就是活血化瘀，没有其他用处。因而在很多著名医院里，西医是不用中药的。有些患者也直言："我认为中医的理论基础就是错的！""中药根本没有用！"

虽然，我们不能花太多的篇幅去讨论中医到底有没有用这个问题，但是笔者认为上述的这些言论还是有些偏激。

中医在我国已有几千年历史，后来随着西方医学的传入，西方医学逐步占据了统治地位，中医的传统疗法逐渐湮没不彰，但是并没有完全消失。其中最重要的一点就是中医确实也给患者解决了一些问题。例如，如对于一些慢性病的长期治疗，对于患者进行的整体性调节（这里并不是说西医不会对患者进行整体性调节，而是没有相关的药物），以及对于一些非典型疾病或亚健康状态或疾病前期的治疗等，中医中药有相当大的优势。而且由于中药比较贴近自然和人类生存的环境，中药具有相对比较温和的药效和比较多样化的作用机制。但是由于中医考虑的是人体在疾病状态下的综合表现，以提高人体的抵抗能力为主要出发点。而大多数的慢性病和复杂疾病的作用机制都比较复杂，并发症也比较多。因此，中医中药在这方面可能具有更大的优势。由于西医主要专注于某一种机制，西药也是针对某一种机制，作用强大但专一，可以快速解决疾病相关的问题，但是不良反应相对也较大。如果疾病的发病机制没有完全搞清楚，西医治疗起来难度很大。而且西医治疗的基本思想是以解决外来病原和危险因素为出发点。

那么为什么西医发展如此迅猛呢？一方面可能是由于西医在全世界范围内，研究的人力、物力、财力都远远大于中医。另一方面，西医的特点是量化、科学化，便于进行统计学处理，因而适用于更广泛的合作、交流、共同进步；而中医则更趋向于个人经验，缺乏量化等指标，因而不能利用科学方法进行处理，对于具体的疾病可控性差。

了解了这些基本的问题，笔者认为，中医也好，西医也罢，不能简单地说谁好谁不好，而是看谁能不能解决一些具体的问题。而这方面，似乎中医和西医均可以。因此，如果患病，在疾病治疗时首先应该选择西医进行治疗，而对于西医治疗效果差或者无法进行治疗的疾病，可以选择中医药进行治疗或补充治疗，最大限度地发挥中西医的优势。

如何选择医院？

医院的选择也是很重要的。但是也并没有重要到治疗一个感冒就非得到大型三甲医院去不可，当然前提是您能确定你确实得的是感冒才行。治疗大病和重病还是要到大医院不可。这里所说的大医院，也只是条件适合于进行治疗某疾病的医院。如治疗一种心脏病，最好到三甲医院。那种到处做广告说得什么病去什么医院的那种广告，动不动就弄个地球上的人都知道的广告词，说得多么好听的医院千万别去。那只不过是骗人而已，关键还在于它会误诊疾病，耽误疾病的诊治。

那么怎样选择医院呢？目前常用的方法是上网去查询。现在大家都能随时随地通过手机上网查询，比如用某搜索引擎查询"冠心病"，结果在网页上首先出现的并不是大家熟知的"阜外心血管病医院"或者"首都医科大学附属北京安贞医院"，而是"××总院"排第一，北京××中医院排第二，最后终于在第5位及之后出现了"阜外心血管病医院"和"首都医科大学附属北京安贞医院"等字样，但是这还是该搜索引擎健康中所提供的"阜外医院"和"北京安贞医院"等字样。同样，在其提供的64家医院中，"××总院"排第一，第二位出现了"阜外心血管病医院"和"首都医科大学附属北京安贞医院"等字样。如果按照该搜索引擎本身的排序，不知道会排到什么位置。事实上，据相关人士的说法，此搜索引擎是看你谁给的钱多，就把谁往前面排——竞价排名，不给钱的自然就落后了。已经有很多患者在通过该搜索后去其给出的医院看病上当受骗的。2014年此搜索引擎的这方面收入近400亿元。因此，大家在使用该搜索引擎寻找医院看病的时候一定要特别注意。

其他选择医院的方法是通过自己周围的人去打听，也可以去医院问，或者根据卫生部对医院级别的评定或者报纸新闻上对医院的看法，最简单的莫过于去问一位医生，看某个病到哪个医院去比较好，或者哪个医院哪种病看的比较好等（本书的附录中列出了北京、上海和广州的一些大型著名三甲医院，大家可以参考一下）。一般来说，医生对自己行内的情况关心的比较多，了解的也比较多，因而还是很准确、很有用的。大多数的情况下医生会告诉你的。当然最好是问非相关科室的医生更好一些。选择好了医院，还不够，你具体选择哪位医生也是相当重要的。

选择适当的科室进行治疗

患病后要找合适的科室才能比较准确而快速地进行疾病的诊断，并能进行有效的治疗。而如果选择了不适当的科室，或者医生的知识面不够全面、经验不够丰富，就会延误对疾病的诊断和治疗。比如，有一次门诊碰到一位老先生，医生在询问他服用阿司匹林后有没有皮肤、牙龈和鼻黏膜等出血的不良反应时，老先生给医生讲了他的一个小故事，他说他自己平时服用100毫克阿司匹林，第一次服药5天开始出现鼻腔出血，他自己估计是鼻腔的问题，因此在附近一家三甲医院的耳鼻喉科看了3次，每次医生检查后说鼻腔没有什么问题，因此没有进行诊断和处理。可是由于出血不止，这位老先生就在和周围的同事抱怨时，有人建议他去找一位据说水平很高的50多岁的心内科医生。找到后医生询问了相关的情况后说可能是阿司匹林使用的剂量太大，老先生按照医生的建议停用阿司匹林后第二天就没有出现鼻腔出血，而且在以后的日子里也没有出现鼻腔出血的症状。

这种问题经常出现，有很多的患者，在出现某种症状或者不适之后不知道该看哪个科室？经常是头痛找神经科、胸痛找呼吸科、腹痛找普外科等，这当然不能怪患者，患者毕竟没有医学的专业知识，只能根据自己的感觉走。但是在很多医院门诊挂号的地方，要么是护士、要么是一些医学知识比较欠缺的人，有的甚至是一些没有医学知识的临时工。当患者问该挂哪个科时，没有可靠的说法，甚至随意而定或者看谁熟就让挂谁的。其实，这个问题最好是：①患者事先简单查询一下与自己疾病相关的知识，简单确定一下到底是什么样的疾病，去什么科看病；②如果有可能，先找一个医生咨询一下；③有医学知识丰富的挂号人员（如高年资的全科医学专业的人员）进行判断和分诊；④医院设立一个专门针对一些患者进行的咨询服务，对于那些自己把握不好，或者首次看病的患者进行筛选和分诊。这些措施无疑将会给患者提供极大的帮助，才可能解决跑了好多的科，都不知道到底该看哪个科的问题，最大限度地减轻患者心理和生理上的压力，尽快对疾病进行诊断和治疗。

如何选择水平高的医生？

医生的选择在某种意义上讲，比选择医院更为重要。因为差一点的医院可能会有技术高的医生。而好的医院也肯定会有技术差的医生。有时候医生是由于医术不够高，但是更多的时候却是医生不够负责任。笔者曾经碰到一位患者，43岁，胸前会出现窜动性疼痛，并不严重。其他的化验都正常，也没有其他的病。活动也没有什么问题。他到笔者那里时是第5次走进三甲医院的大门。前面他已经去了 4 个大医院，都是总院级别的医院，当然也是大型三甲医院。第一家说他得的是陈旧性心肌梗死，吓得他够呛，赶紧去第二甲医院看，第二家医院明确排除了心肌梗死的可能，说没事，让他先回家观察观察。他不放心去了第三家，后者说心脏有点问题，做个心脏超声说也有问题，建议住院治疗。他不放心，再找一个专科医院，医生二话不说，就让住院。到笔者那里时，已经将多排 CT 等所有检查做全了。检查结果提示心脏冠状动脉有些僵硬，可能是由于动脉硬化，狭窄程度小于 50%。他很无奈地问："到底我有没有心肌梗死？我该怎么办？"听了这些也许有人觉得这个患者有点意思，同时也反映了医生对病症的判断如果出现问题，会给患者带来多大的麻烦和心理压力。

那么，怎样才能找到一个技术比较好的大夫呢？一般态度比较好的医生素质还是比较高的，你可以打听一下，先找态度比较好的；再找人气比较旺的；最后找级别比较高的。那些对患者态度很不好的或者很冷淡的医生，绝不会是技术好的医生。你可以去调查一下我国老一代的医生中，如心外科院士吴英恺、妇产科专家林巧稚，最近的骨科专家韦加宁教授，哪个不是对患者如亲人？哪个不是态度和善平易近人？又有哪个不是技术一流？而那些头也不抬一下就开完药了，和患者没有说一句话就把患者打发了的医生，能是好医生吗？一般而言，人气比较旺的，医术也应该不错，但是一些特别能侃的医生可能人气也比较旺。还有级别高的一般也应该是医术比较高的，但也不尽然，有些靠不正当手段升级的也很常见。值得注意的是对于一些网上评价非常高的医生，大家也要留心，据说现在有些医生为了提高知名度，自己花钱雇用网络水军给自己大量的好评，更有甚者，干脆自己给自己做锦旗挂得满屋子都是。

当然，也有一些医生的水平是比较高的，但是由于个性比较独特，因而，在看病时可能会极大地影响你的心情，甚至是你根本就不想再找他（她）去看病了。例如，有一位中医老教授，都快 70 岁了，从事中医 50 年，每天上午她们单位挂的号总共 90 多个，光她一个人的号就有 30 多个。这个老教授看病的速度基本掌握在 15 分钟左右，对患者的态度也还行，但是如果你问到疾病什么时候会好啊？疾病会不会出现什么问题啊？那她就会将最严重的结果直接说给你听，如你这病根本就好不了！吃药能控制就不错了；或者随时可能会出现非常严重的后果等。让她看病的患者，大部分都高兴地慕名而来，怀着极端忐忑不安的心情回家。当然能有那么多的患者找她看病，这本身就说明了老教授的水平是相当高的。但是她那种说话的方式让绝大部分的患者根本无法接受。对于这类医生，如果你选择她看病，还是要有足够的思想准备才能去。

挂号途径及看病的流程

1. 挂号

目前，北京地区已经开始推行除影响生命体征的急诊病症外的"非急诊全面预约"的挂号就医模式。也就是说现在在北京看病，必须通过以下途径进行挂号：

（1）网络　网上预约"北京市预约挂号统一平台"，网址为 http://www.bjguahao.gov.cn/comm/index.html，可以通过网站也可查询各大医院科室信息、地址及交通路线，预约大部分医院和科室次日起至 3 个月内的就诊号源。

（2）微信　加"北京 114 预约挂号"或"北京 114"进行挂号。

（3）电话预约　北京拨 114 ／ 116114、外地患者拨 010-114 ／010-116114 进行挂号。需要注意的是：如您因故不能按时就诊，请务必在就诊日前一天 15:00 前（个别医院 14:00 前）拨打 114 电话凭预约识别码取消预约。（注：个别医院取消预约截止时间有所不同，具体规则请关注各家医院的个性化预约须知。）如未能按时就诊，也未能及时取消预约的用户，将会被记录"爽约"一次，无故爽约累计达到 3 次将进入系统爽约名单，此后 3 个月内将无法享受预约挂号服务。

（4）手机 APP　手机下载"114 生活助手"进行挂号。

（5）现场自助机　在很多医院的门诊大厅，都会有一排自助挂号机，它也可以挂号，自助挂号机和 114 电话挂号等都是联网同步的，也可以挂专家号。

（6）支付宝　北京多家大医院开通支付宝预约挂号及看病缴费功能。

（7）银行卡 ATM 机　目前，可以通过银行卡用网络、电话、银行网点等进行挂号，整个挂号流程都可以在银行网点的 ATM 机上完成。但是，有这类挂号方式的医院还比较少。

（8）诊室预约　可以在看病的当天请医生预约当天的号，或者在一次就诊结束后请医生预约下次的就诊号。

2. 看病

(1) 带好医保卡，先在门诊挂号大厅取到已经预约的号。第一次就诊需买一张（京）医通卡和病历本，以后每次看病都刷卡挂号。

(2) 在病历本上写好患者的名字、性别、年龄，拿着挂号条去找该科的门诊，将病历本和挂号条交给导诊台的护士给您排队。听喇叭里的叫号，等叫到您的时候护士会告诉您看病的房间。

(3) 进房间后和医生对话，医生如果认为您要做检查，就会给您开检查单。拿着您的所有检查单，去收费的地方划价缴费。有些大型检查需要先拿单子去检查的地方划价或者预约，然后再缴费。这里需要注意的是，有时候不同的检查单预约的可能会时间不一致，有时候甚至会相差很大，如B超约到1天后，CT约到3天后。这时候你可以根据自己的时间情况，尽量约在同一天的上午或者下午。

(4) 缴费完毕后执发票和检查单排队检查。检查完后应等待结果出来。结果出来以后，将所有的检查结果拿到给您看病的医生那里去，医生看完之后，就会告诉您是什么病（病的症状）、要怎么治、什么时候复诊，然后就会给您开药并告诉您吃药的方式和注意事项。现在由于挂号基本上要全部通过预约，因此，建议您尽量在诊室时让医生给您预约下一次的看病时间，这样您就不用为下次预约挂号着急了。

(5) 拿着医生开药的处方再次去收费处划价缴费，现在一般都是电子化管理，不用划价，直接交费就可以了。然后拿处方和发票去拿药。拿到药以后应询问药师不同的药怎么使用。如果需要打针，就拿着药去门诊注射室，将药品和处方、病历本、发票交给护士，等待打针。打完针再问问还需要什么时候再打针，确认后就可以回家了。

这里需要注意的是，在不同的省市、不同的医院和医疗机构，看病流程可能存在着一些差别，请大家务必多看多问，以免浪费时间和精力，耽误看病。

挂不上号怎么办？

由于大城市具有先天的地理环境优势，在经济、科技和人员方面也具有很大的吸引力，因此，大城市的医院具有良好的医疗条件和技术高超的医务人员，而且交通便利，现在全国很多地方的患者都会去这些大城市看病。但一个重要的问题是：全国人民都去北京看病，可是北京除了服务北京人外，还需要给全国其他地方的患者看病，因此，就存在着看病时，一号难求的情况。

无论外地的患者也好、北京的患者也罢，风尘仆仆地赶到医院，网上挂不上号，挂号窗口也挂不上号，怎么办呢？这里有几种办法，可以在实在挂不上号的情况下试一试。

（1）去门诊看病的大夫那里加号。北京的大医院看病的专家比较多，但是每个人每天在挂号窗口或者网上预约的号只有 10 个左右，因此，很可能你想看的专家几个月后的号都是没有的。但是在专家门诊看病时，可以根据专家自己的时间情况灵活增加几个患者。这时，如果你恰好去找到了这位专家，给专家说明情况，如果不是特殊情况，专家一般都会给你增加号的。如果确实增加不了，你完全可以另换一个专家试试，毕竟能看病的不止一个专家。

（2）挂特需号。现在很多的医院都设有特需门诊。这个门诊的本意估计是为有特殊需要的人设立的门诊。这个门诊只要在专家出诊的当日，基本上可以随时挂号，随时看病，但是要记住，挂特需号是很贵的，一般 300 ～ 500 元。而且检查费也是双倍的，但可以随时优先检查。因此，如果不差钱可以先挂号再做检查。或者，最好先挂个普通号，做完检查后再挂个特需号看病。

（3）去病房看病。有些情况下，如果门诊也加不上号，也可以去病房试试。因为并不是每个专家每天都有门诊。有些专家可能当天没有门诊，但是他正好在病房，也有时间，那么如果你正好在病房中找人看病，他完全可以给你看一下的。

（4）先看普通号，再挂专家号。普通号一般都是不限号的，因此，如果还没有做过检查，或者检查不够完整，也可以先挂个普通号去做相应的检查，在检查的同时再挂专家号，这时可能会有几天的时间挂专家号，情况就可能会好些。因为专家号一般也都要做检查的，因此，提前做检查也可以节省时间。

（5）通过商业平台，如平安好医生、好大夫在线等进行咨询和预约。因为这些网站的咨询医生都是大医院的专家，可以通过他们预约看病时间，当他们看完病后，如果需要，就可以在他们的帮助下入院，以免你排队等候花太长的时间。

（6）其他。尽管管理部门已经对号贩子进行了严厉的打击，但是号贩子现在仍然存在，个别地方还很猖獗。具体的操作方式不是太清楚。而且从患者挂号的反馈信息得知，一些特别难挂的门诊号或专家号，其网络挂号也大多被号贩子所控制。据了解，一个 14 元的号可以卖到 400 元甚至更高。

第一次看病时，应该注意什么？

对于初次去医院看病的患者，最好将你的病情的相关情况在头脑里面过一遍，对于一些细节也要多多的留意。如果怕忘记了就找个小本子记下来。那是因为这些情况对于医生的判断非常重要，有时候也许你提到的一点细节，医生就可能会给你少检查很多的项目，也可以让医生更快地对你的疾病进行诊断，从而尽早、尽快地进行治疗。同时，也要尽可能地将自己的疾病情况更多、更简洁地告诉医生。现在一个很不好的习惯就是医生不能很好地收集患者的病史。这一方面是由于一些医生对此缺乏必要的耐心和责任感，另一方面也是由于患者太多而医生的工作量太大造成的。想想一上午3个半小时，一个患者10分钟，可以看21个患者，可是绝大多数的情况下，一个医生看的患者可能得达到四五十个。因此患者与医生交流的时间就被压缩了。这种情况下，医生没有好好听患者的病情陈述，就快速地开化验单、检查单及药品。有时候在没有了解患者更多病情的情况下就多做了检查，以检查和化验代替了病情的了解，这是很不好的。例如，一些医生看病的时候，都没有抬头看自己一眼，化验单、检查单和药方就开出来了。这是很不负责的态度，但是这样的医生毕竟是少数。如果你碰到这种情况，那就换个医生看吧，否则这样的医生看病，且不说医术怎样，光他的这种做法就很吓人的，万一有禁忌证或者过敏史等，不问一下，那不是太危险了吗？因此在这种情况下，患者就要尽可能地快速地将自己的病情说出来。如果已经在其他的地方看过病，就将自己的那些检查、化验结果都带好，以帮助医生尽早进行准确的诊断和治疗。

另一个要注意的是不要紧张。第一次看病难免会紧张，紧张会让医生不能更多地了解病情，也会让患者出现一些干扰病情的表现，如血压明显增加、心率过快等。虽然这只是在一些人身上发生，医生在门诊工作中发现有相当的一部分人，都很紧张。这里有男性，也有女性；有年轻人，也不乏老年人。对于这些人紧张的原因，各不相同，如有的人怕查出病来，有人认为自己的性命都要掌握在医生的手里，怕医生会伤害自己，有的人只是因为看到医生板起的面孔，因为不敢得罪医生，怕被医生骂。这里当然是一个心态的问题，有些医生的素质不够高，对于患者呼来唤去，甚至辱骂患者，这是相当错误的，不但是医德不能允许的，也是法律所不能允许的，但是这种情况毕竟是少数。在大多数的情况下，是由于患者内心所形成的一种看法，认为自己应该对掌握自己性命的人毕恭毕敬，如果不那样的话，医生会不给自己好好看病，也许还会用有害的药，加之医生不苟言笑，会给人产生一种敬畏的心理，而且第一次见面，患者就不得不将自己最隐秘的身体部位展示给医生或者将自己的隐私说给医生听，患者会更出现一种被别人掌握的感觉。事实上，这是一种不正常的现象。作为患者那样想虽然不应该，但是也情有可原，这就需要医生以和蔼的态度去对待患者，温和的言语，轻柔的动作去给患者以暗示，使患者能逐渐放松下来，让患者感觉到医生是自己最可依赖的朋友，他（她）才愿意敞开心扉，才可能让患者放松下来而不再紧张，但是能这样做的医生实在不多，因此医生素质的提高也是一个重要的问题。只有医生让患者有如亲人般的感觉时，患者才可能完全放松下来。对患者而言，应该自己认识到这个问题，不要对医生产生那种神秘或者敬畏的感觉，如果碰到这种情况就应该想一下，医生和自己一样，只不过从事的职业不同而已，这时，你就会有一种放松的感觉。

如果还有体检的结果及其他的检查结果，就都准备好，并准备好医保卡、银行卡或现金等备用。也可带好水杯，医院里一般都有热水。现在北京的医院一般都不提供袋子，所以您还得自备一个大点的袋子。去大型三甲医院，一般都需要一上午或者一下午才能看完病，所以也要做好工作上和生活上的安排。

怎样陈述病情？

病情陈述是一个非常重要的问题。由于门诊的时间比较短，医生平均与每个患者交流的时间也很短，有的医生甚至与患者说不了几句话就开始开药或者开检查单，因此，患者一定要将自己的病情进行适当的总结，在尽可能短的时间内说给医生听。并注意一定要抓住重点，如什么时间开始、怎么样不舒服？持续多长时间？有没有伴随的症状？还有什么疾病？吃过什么药？

效果怎么样？以前做过什么样的检查？结果如何等等。患者应在平时就对这些症状给予注意，并加以记录，在看病时就不会忘记。其实，医生在看病时对这些问题都应该进行详细的询问，但可能是由于患者太多或者其他什么原因，医生经常没有问这么详细，患者应该注意提醒医生，以免医生忘记或者没有重视。同时，记得陈述病情要先谈主要问题，后谈次要问题。先谈严重的后谈轻微的，先谈药效好的后谈药效差的，这样可以给医生提供足够的信息，帮助医生对疾病进行快速、准确的诊断和治疗。切忌不要如同个别的老患者那样，将自己已经有的诊断、检查结果或者用药后的反应保密，想试试医生是不是能看出来或者比较不同医生水平的高低，有的已经拿到了检查结果，却不出示，让医生直接看 X 线片或者核素、核磁的片子。这种想法和做法均不可取，且不说医生知道或者认为患者的这种做法后可能引起医生的反感，而且临床医生对 X 线片等的判读理论上就没有专门看片子的影像科的医生那么准确，因此，这种测试是没有必要的，而且这也会造成医生对疾病诊断和治疗的不适当判断，最后受影响的或者说影响最大的还是患者自己。

如何避免医生开大处方

在实际的临床医疗中，有些医生可能会考虑到患者的经济状况而尽量少用或者不用比较贵的药物。而另外一些医生可能会用一些价格比较高的药物。这种现象的存在其实是有医学依据的（当然也不能完全排除个别的医生因为个人的利益而开大处方）。其中一个主要原因可能是医生可能处于与患者同样的心态下，即与患者一样希望能尽快地将患者的病治好，因而不可避免地使用作用比较强的药物，或者几种药物同时使用，期望能有比较强的效果和作用，以尽快控制患者的症状，减轻患者的痛苦。但是这样做却忽视了患者是不是能承受得了比较高的药物价格。当然如果不用患者自己负担药物费用时就没有这些问题。

现在在我国的医保条件下，大部分人的收入不能允许他们随意用药。只能是用一些便宜的药物。其实便宜的药物未必就不能治疗或者说治不好病。由于现在很多药物并不是由于药物本身导致的贵，而是由于在药物制作过程中一些新的技术或者方法方面的复杂性导致了药物的价格较高。例如，钙离子拮抗剂类降压药物用得比较多的是硝苯地平。目前光这类药物就有至少 10 种剂型和规格。但其本质都是一样的，即化学成分都是硝苯地平。普通的硝苯地平的价格只几块钱，缓释片增加到十几块钱，而控释片已经达到了几十块钱。因此，可以根据患者自己的经济条件用合适的药品。

另外，临床工作中碰到的问题就是一些患者由于经济条件比较好，因而一开始看病就会直接向医生说，有什么好药尽量给我用，经济上没有什么问题。而另外只有很少一些患者则会直接说明自己经济上有些问题，希望少一些贵药。其实笔者赞成患者能直接和医生进行交流，不要考虑过多的关于面子或者不好意思。有的人挣钱多，有的人挣钱少；有的人工作好，有的人工作差一点，这并不能说明什么问题。因此，根据具体情况，你可以和医生直接说明白你经济上的问题。否则，医生给你开的药贵了，不吃药，身体受不了；吃吧，经济上负担太重。但是身体不适也不能不看病，有时候病也要看，钱也要省。现在很多情况下，患者吃药的钱要比日常的生活费用高出很多，因此不能不节省。只要你给医生直接说明白，医生一般都不会给你开贵的药，这样就可以在经济上允许的范围内达到看病的目的。

医生为什么不给我多开药?

在临床工作中，有些患者不想多开药，而有些患者则非常需要多开药。需要少开药的说大夫为什么开那么多的药，而需要多开药的患者则说为什么不给我多开点药？这药我要长期吃呢？是不是就想收我的挂号费？其实事情的真相不是这样的！不能多开药主要如下几个方面的原因。

（1）病情变化的考虑。由于考虑到病情的变化，如果一次开太多的药，那么在病情变化后如果不需要继续服药，那么就会造成很大的浪费。同时，也考虑到如果开太长时间的药，那么患者可能很长时间只管吃药而不到医院检查或看病。由于长时间服用药物必须观察检测其作用效果和不良反应，因此，长时间不看病对患者而言有一定的风险，而定期到医院可能就会避免这方面的一些问题。另外，药物的种类是有限制的，并不是说越多越好。药不能吃太多，因此医生会加以限制。例如，有时候患者要开好几种中药，医生一般就不给开，同时吃几种中药太多了，可能会影响药物的效果，也可能会损伤患者的健康。

（2）医保方面的原因。由于医保的费用支出比较多，为了控制医保费用，医保中心规定一般的药不能超过 3 天，慢性病不能超过 7 天，10 种慢性病最长可以到 1 个月。也就是说 1 个月是极限。任何病都不能超过 1 个月，当然自费买药没有这样的限制。

开药少、费用低的医生就是好医生吗？

由于中国还是发展中国家，大多数人比较贫穷，而且似乎现在中国人的关注点主要是金钱，因此，大家习惯于用金钱来衡量一切。比如，能挣钱的人有本事，能发展经济的是好官员，能给大家带来经济利益的是好人，能舍得给对方花钱的人是好爱人，能给患者省钱的医生则是好医生等。相反则是无能的人、平庸的官员、坏人、白眼狼等。其评判的基本标准就是金钱。那么，开药少、费用低的医生就是好医生吗？

实际上，好医生的评判标准是能不能以最少的药、最简单的方式、对患者最少的损伤和损失看好病。前不久报道说一个医生用了几块钱的药治好了患者长期无法治愈的疾病。这种情况可能存在，但是肯定比较少见。如果是一些急性病或者简单的疾病，也许花几毛钱就能解决，例如，如果是临时性血管性头痛，那么吃一片索米痛片可能就没事了。如果是普通的伤风感冒，吃片泰诺可能就可以了。但是，如果是高血压呢？冠心病呢？糖尿病呢？甚至是患了好几种疾病呢？几块钱怎么能解决呢？

由于多因素、多基因复杂疾病如原发性高血压、冠心病、糖尿病等，涉及非常复杂的病理机制，而现在的药物作用机制都非常简单和单一，如果用一种药物，可能会有效果，但是效果可能比较差。比如，冠心病，要用降脂（稳定斑块）的、抗动脉硬化的、抗凝的、改善心肌供血的、预防心绞痛的等药物，如果每样一种，至少要 5 种，这几块钱怎么用呢？如果合并有糖尿病和高血压，用的药物就更多了。因此，如果以钱多钱少来评判，心内科没有一个好医生。当然，心内科医生也可以为患者省钱，比如，可以暂时不用抗动脉硬化的药，也可以不用抗凝的药，少用点降脂（稳定斑块）的，这也可以很大限度地降低药物的费用，可是这样做无疑对预防患者发生并发症和延缓疾病的发展是非常不利的。当然如果医生能够仔细一点，医疗费用是可以下降一点的，比如，可以用几块的肠溶阿司匹林而不是氯吡格雷，前者如果每天 100 毫克，每月不到 10 元钱，而后者则每月要 120 元左右。当然，药效和不良反应的发生率也是有很大差别的，氯吡格雷整体而言要优于阿司匹林。患者可以根据自己的需要选择用阿司匹林或者氯吡格雷。

因此，医疗费用是因患者疾病特征和患者需要的不同而不同的，也因所用的药物不同而差别较大。对于好医生的评价，不能以药费的多少而定。既不能因为药费低而兴奋地认为终于碰到好医生了，也不可因为药费高而大叫晦气。药费高低和医生的好坏没有必然的相关性。

没钱看病怎么办？

由于社会资源和创造的财富有限，而分配无法按需进行，因而穷人似乎永远存在着。他们有的还能正常生活，有的甚至连生活也成问题，在这种情况下哪里有钱看病呢？对于这种情况，笔者的建议是，那些连生活都无法正常维持的人病了，可以寻求亲朋好友、当地政府机关、慈善机构（中国目前还比较少）帮助；也可以通过一些新闻媒体的报道或者微博、微信圈，寻求全社会热心人帮助；还可以申请就诊的医院减免费用。总之，应该想尽一切办法以生命的安全和挽救生命为主。

对于那些只是生活比较贫穷的人，应该节俭也好，借债也好，总之想办法去看病才是第一位的。由于人的生命只有一次，谁也无法忍受失去亲人的痛苦。对于经济上还不错的人，看病就应该是必不可少的事情。为什么强调穷人也得看病呢？这是因为一则，得病是一件很痛苦的事情，虽然人生一些痛苦无法避免，但是疾病造成的痛苦在一定程度上是可以避免的；二则，在疾病的早期不看病，等到疾病的晚期再去看病时，经常为时太晚，不但造成了巨大的痛苦，花费了更多的钱，而且很多的疾病也无法达到早期那种好的效果或者已经无药可救。经常碰到一些由于先天性心脏病的孩子，其实在几岁的时候，家里人已经发现了，但是由于经济困难，总是一拖再拖，等到攒够了钱，手术最好的时机已经悄然而过，即使再进行手术，也无法恢复到正常的功能状态，而且更容易出现并发症，虽然也能挽救生命，但手术效果较差，有些甚至无法挽救生命，经常最后是人财两空。所以建议早期治疗，有些时候早期可能是一个简单的感冒，但是由于没有及时的治疗，就可能引起心肌炎、肾炎等疾病，出现病情加重，甚至会出现危险。对于一些体质较差者、老人或者小孩，更应该及早治疗。所以尽管经济上比较困难，但是对于一些特定的人及特定的疾病还是应该想尽一切办法及时就医为佳。

不要过多地干扰医生的治疗！

在门诊中或者病房中，经常听到有些患者通过自己找主治大夫，或者找自己熟悉的其他医生或者医院的行政人员等说："用这个药吧，这个药比较好；"或者说："那个治疗方案不好，用这个治疗方案吧；"或者说："采用保守治疗吧，别做手术了"等。下面给大家举正反两个例子。

第一个例子是20多年前，有一位高年资主治大夫60岁的父亲得了食道癌，老爷子由于是农民，经常干的是体力活，因此身体还是很好的。由于发现的也比较早，来到医院做手术，手术很成功。但是，手术后老爷子出现了肺部感染，普通药物的治疗效果还可以，当时考虑到能用普通的抗生素就不用高档抗生素，由于感染越来越不好控制，经过会诊后大家一致认为先不用高档抗生素，而是进行气管切开。除非到了不得已的时候再用高档抗生素，并将此作为最后的手段。但是，老爷子的儿子即这位高年资主治大夫坚决不同意，认为切开食管不好护理，也有损伤，可以用高档抗生素，钱不是问题。在他的再三要求下，就没有进行气管切开。结果感染越来越严重，几乎将所有的抗生素都用上了，还是没有效果。后来再将气管切开时，已经没有用了，前后3个月，老爷子还是因为肺部感染而辞世。这就是干扰医生治疗的一个例子。

另一个例子同样是关于癌症的，是笔者一位同事的父亲。由于长期大量吸烟，这位同事的父亲2005年5月由于肺炎反复发作不能治愈，并且痰中有血丝，被诊断为肺癌。来到北京安贞医院胸外科进行手术，左侧肺切除了1/3，右侧切除了2/3。在手术前后该同事均参加了病例的讨论，也和主治医生进行了深入的交流。虽然这位同事提了一些自己的想法和建议，但是他最后总的意见是："请主治医生该怎么治就怎么治，如果有需要我会密切配合！"术后恢复得非常好，现在10年过去了，每年都进行一次检查，没有任何问题。

不要过多地干扰医生的治疗。因为这种直接干扰医生治疗的行为不但不好，而且可能会起到对患者极为不利的、相反的作用。可以想一下，治疗疾病的主治医生是最了解病情的，也是治疗相关疾病的专家，既有比较多的理论知识也具有相当多的临床经验。而我们或者其他相关的非专业人员根本什么都不明白，俗话说隔行如隔山。如果我们凭借亲属的地位、朋友和熟人关系等强迫主治医生采用我们自己认为好的方式去进行疾病的诊断和治疗，可能会将患者推向深渊，这是实实在在的血的教训。

医生看病很简单，随便开几种药就把我打发了！

医生的治疗是一个比较复杂的过程，而决不像大家所想象的那样随便开几种药就行，或者只要药品说明书上说了能治什么病就可以随便拿来吃。如果那样的话还要医生干什么？用台电脑会比任何医生记的药名都多，说明也更详细。那为什么欧美的医生不但没有在科技发展的今天失业，反而更受到了重视呢？其原因就在于医生对疾病的诊断和治疗是一个非常复杂的、非常有技术含量的系统工程，而不是一种简单的活儿！

首先，医生要对患者进行询问，这里面包括了对疾病的简单了解（如哪里不舒服？怎样不舒服？伴随有什么样的表现？有多长时间了？以前还有过什么疾病？家里人有没有相关的疾病？有没有对某种药物过敏等）；其次，还要对患者进行相应的体格检查（包括量体温，测血压，听心脏和肺，腹部检查等）；最后，对患者进行一些相应的检查（如X线，心脏、血管超声，心电图，血液化验，消化道造影或胃镜等），通过这些结果的综合，医生才可能初步得出你究竟得的是什么病的结论。这时候准备开药，开药的时候还要考虑你的具体情况，哪种药物更为适当和有效？有时候有效的药物并不一定对你合适，而适合的药物并不一定对你有效，有时候这是一种两难的选择。例如，在使用β-受体阻断剂时，对于没有心动过速和有糖尿病等疾病的患者而言，使用它是可以的，也有一定的效果，但这种药并不全部是最合适的，选择扩血管的药物可能更好一些；而对于那些有心动过速且没有糖尿病的患者而言，使用β-受体阻断剂可以更好地发挥它的作用，减少它的不良反应。可见，同样能起作用的药物应该尽量选择那些能有效发挥作用，同时也能将不良反应变成良好作用的药物，也可以说是变废为宝吧。当然这种选择还要结合患者的意愿进行，而单独由医生进行的诊疗过程并不一定有多好！例如，有些患者本来就每月只有几百块钱生活费，他是用不起那些作用好而不良反应较少的药物的，这时候只能针对患者的具体情况去选择药物了。由于疾病的诊治过程涉及对疾病的认识、对患者状况的评估、对疾病并发症的考虑及对患者长期和暂时受益的测算，而患者对这方面并没有系统的了解，因而有的人认为能给我降下血压的药就是好药，或者不良反应小的就是好药，也有人认为只要价格高的就是好药，这些观点只能说是有点道理，却并不完全对。

用降压药作个例子，首选得确定是不是需要用降压药，如果不是特别高，例如，年龄在60岁以上，血压在140 mmHg左右，也没有什么其他的并发疾病，那么最好是进行生活方式的改变，如多活动，减轻体重，清淡饮食，如果必要也可以选择一些中药类降压作用比较弱的药物。那么是不是能降压的药物就是适合自己的好药呢？不然。首先，现在能降压的药物很多，一般都能起到明显的降压作用。目前的降压药物主要有6大类，共几十种，随便找一个当然也可以降压，但是患者有无肾脏实质和肾脏血管疾病、心脏疾病、哮喘等呼吸道疾病、糖尿病、抑郁症、消化道疾病等，都会影响药物的选择。还有血压高于多少时用药，有没有心血管疾病的危险因素，需要不需要合并用药，用法用量如何调整，是否还能与其他药物合用等均要在开药时考虑好。如果这些都不是很清楚的话，那么患者就不要去对医生说，我听说哪种药挺好的，我用了效果还行，坚持要用某种药物，那么最后受害的还是患者自己。正确的做法就是先听听医生的意见，看他能否说出用某药和不用某药的原因和理由，针对你的情况选用什么药比较合适。另外，价格高的药物未必就是好药，虽然现在的药物由于增加了新的剂型，其作用的方式有所变化，因而引起其对疾病的疗效也出现了变化，同样的药，不同的剂型就会出现不同的作用，如硝苯地平。研究发现：硝苯地平普通片的降压总有效率分别64%，心率加快及其他不良反应，如面部潮红等发生率均较高，且不能降低高血压患者心血管疾病的死亡率；但是硝苯地平缓释片的降压总有效率为98%，降压幅度较大，心率加快及其他不良反应，如面部潮红等发生率比较低，且可以有效降低高血压患者心血管疾病的死亡率。因此，目前广泛使用的是硝苯地平缓释片和控释片。可见，药物的选择不但要针对具体的病情，还要选好相应的剂型，才可能达到最好的效果。

当然给患者造成医生很随便地开药了事的原因可能还在于，医生和患者之间缺乏有效的交流和沟通，医生可能由于自身的原因或者工作的原因没有更好地给患者进行解释工作。但是对疾病的治疗本身，还是一件很复杂的事情。患者千万不要因为医生和您的沟通不够您就不好好进行治疗，以免延误疾病的治疗。

医生为什么不能给我 100% 承诺？

经常听到患者在门诊或者病房中问医生："我的病能不能治好啊？""手术能不能治好我的病啊？""为什么医生就不能确定 100% 治好我的病呢？""买个东西还能保修三年呢，医生为什么不能来个确保三年不复发或者不得病呢？""上次还有个医生说只要我每天吃一头大蒜就确保我不会得肿瘤呢？""不是网上都说高血压吃一个月的药就可以治好，你为什么说我要终身服药呢？"

凡是从事临床医疗工作的人，肯定有这样的经历。患者在不断地进行询问，其心中的潜台词就是"这个医生说的对不对啊？还是他不想给我好好看病呢？"其内心的真实愿望是"我的病为什么不能治好呢？"

如果可以给患者 100% 的保证，那么谁又会不愿意给患者这个非常简单的保证呢？不用花钱，不用出力，不就一句话嘛！那么为什么医生就不愿意说呢？事实上，之所以不愿意说，那是因为这样说话是不科学的，是不符合疾病的实际发生和发展特点的，也是不符合事实的。这是由于一些疾病的发病机制是非常复杂的，目前为止医学界都还没有完全搞清楚。而疾病在发展过程中会好转、痊愈、恶化，要由很多的因素决定，而这些因素同样不清楚，那么医生凭什么可以给出 100% 保证呢？之所以可以给某个电器产品 3 年的保修，那是因为大家都已经清楚这 3 年里不会出现问题的（比如电线，放 20 年都不会出现问题，这个谁都可以保证）。而出现问题可能只在于不当的使用，而这种不当使用而造成的问题厂家是不会保修的。如果医生单纯为了赢得患者的好感而不顾实情说这样的话，那么这些话就是不真实的、不负责任的。虽然当时患者感觉很好，迟早这个气泡会被戳破的。同时，也可能由于医生这种不负责任的话，使得患者没有更好地坚持治疗或者思想更重视病情，而可能会延误病情。因此，目前条件下，凡是对一些不可能治愈的疾病给出

100% 治愈保证的，那 100% 都是骗人的。如果将来科学技术发达了，医疗水平确实提高到一定的地步，对于某些疾病的机制搞得很清楚了，那么 100% 的保证也并不是不可能出现的。当然，有时候如果真的是医生给出这种说法，那么这些骗人的话可能是善意的谎言。

建立自己的病例档案

医生在进行疾病的诊断和治疗过程中需要询问患者有关的现病史（现在所患疾病的情况）、既往病史（以前患过什么疾病）、家族史（家人有没有相似的疾病）等，进行相关的体检，还要进行必要的抽血化验和其他检查等。如果不是第一次看病，还会问以前服过什么药？效果如何？有无不良反应等。

但是在临床工作中，经常碰到的患者是一问三不知，甚至对于自己有过什么不舒服也说不清楚，或者说不记得了。虽然这些信息对于疾病的诊断不是必需的，但是如果能准确告知这些信息可以为医生的诊断提供更确切的资料，有助于疾病的快速诊断、选择针对性更强的检查和更有效的药物，甚至免除一些不必要的检查，节省时间和金钱，因而对于患者是非常有利的。

那么，如何才能给医生提供有效的信息呢？患者最好自备一个本子，根据自己不舒服出现的时间、在什么情况下出现的、什么因素可以加重或者减轻症状、服用过什么药物及效果如何等。在看完病后的服药过程中，更要多次记录用药后的感受、疾病的变化情况等。如果是在疾病的治疗过程中去医院复查或者开药，要将所记录的信息提供给医生，以便于医生进行药物的调整。同时，要将所有检查结果进行记录或粘贴好，这就是一份很好的自己的病例档案。这份档案对于医生的诊断和治疗具有非常重要的意义，而对于患者而言，也具有极大的价值。在门诊诊疗工作中，尤其对一些高血压患者，医生会要求患者每天多量几次血压并准确记录血压、脉搏及自己的感觉，再复诊的过程中仔细查看这些资料，并参考这些资料调整药物的剂量或者换药。通过这种方式，可以对患者的用药和治疗情况进行更精细的调整，以使患者更大程度地获益。

老医生就是经验丰富的医生吗?

　　每个患者在看病的时候,都倾向于找一个好一点的医生,这个好医生的标准基本上就是:一个老的、有经验的医生。我们一般都认为有经验的医生是指那种经过了多年的临床磨炼,看了成千上万个患者,对于某种疾病有了相当多的了解,能凭经验或者某些简单的检查就进行疾病的诊断,或者看一眼就知道是什么疾病。这样不但不会出现错误诊断和错误治疗的情况,而且还能不耽误治疗,这是每个患者最希望达到的愿望。

　　事实上,准确的诊断和治疗不仅仅靠经验,而且也不仅仅靠一个人的经验。由于现代社会是信息社会。整个地球都变成了人们所说的地球村,在互联网时代,信息的交流甚至比在一个村子里更快。而且由于世界上各个国家和政府及一些民间组织能相互合作和相互交流,因而能更大限度地将全世界的智慧和资源整合起来,能做出更多的和更大的事情。这在信息落后的以前是根本不可能的事情。这方面一个重要的改变就是以前每个医生都是经过言传身教,尤其是在中医方面更为突出,而现在则是全世界的医生共同努力,共同为了某一方面的问题而钻研。大家可以想象个人的经验总结与无数同行的共同努力后得到的经验的差别,其结果就是现代医学发展极其迅猛。大家将各自的经验都总结出来,供同行来分享,并能相互讨论,共同提高。这就是现代医学与旧医学不同的一个方面。所以,现代医学已经脱离了个人经验的小圈子,而融入了全体同行和科学技术的大圈子。现代医学不再仅仅是个别医生的个人经验,而是全世界医生甚至人类的共同努力的结果。因而现在的医生是不是一个技术水平高的医生,已经不能只看他是不是白了头,而是看他是不是与时俱进地了解医学方面的进展,是不是能用科学的方法对自己的经验进行处理,从而将经验系统化并变成科学知识。这种经验在经过科学的总结和处理后才能成为大家共同的知识和经验。而如果不掌握科学的方法和手段,不对自己积累的知识和“经验”进行有效的总结,那么这样的经验也只能停留在“这个患者好像患的是这个病”,或者“我感觉这种病的可能性比较大”等笼统化阶段。而不是可以明确地说“根据患者的临床表现的各项检查指标,可以明确就是这种疾病”。现代医学要做的就是将疾病的各种特征数字化、信息化，通过云端，对大数据进行处理，因而更准确、更精细、更科学、更系统。这方面就需要大量与疾病相关的临床特征、生化、物理及其他各种检查结果的综合分析，这已经不是个人的经验所能代替得了，通过对这些大量的信息进行科学处理，所得到的各方面的结果是相当可靠的，至少比个人的经验可靠成千万倍，科技和信息对疾病的诊断和治疗越来越重要。

因此，如果一个有多年临床工作经验的医生不总结自己的经验，不与他人分享或者学习他人的经验，那么他仍然不是一个高明的医生。年龄只能说明他（她）经历的岁月比较多，并不能反映其真正的医疗水平。相反，一个医生虽然年青，但是如果他能勤奋好学，善于总结，虽然他没有亲自看过很多的患者，但是由于能更多地利用高科技，掌握最新的理论和他人的实践经验，那么他仍然可能是一个非常高明的医生。因此，老医生不一定就是水平高的医生，相反可能由于老医生疏于学习而知识老化与时代脱节；当然，也并不是说年轻医生水平就一定高，老医生的水平就一定低。在这里要强调的是现在完全不用以年龄作为标准去衡量医生的水平高低，而是要以实际工作水平。这里有一个实实在在发生的事情：一位到某大型三甲医院进修的基层老医生在门诊时患者如潮，而却没什么人找在旁边带教这位基层进修医生的年轻医生看病。其原因是大家一致认为这位进修的老医生水平高，而水平高的标准是这位进修医生的年龄比较大。

有名的医生就是好医生吗？

有名气的医生就是好医生吗？在大多数的患者看来，这个答案是肯定的。但是从一名从医多年的行业内老医生的角度去看这个问题，却未必是肯定的，有名的医生未必就是好医生。经常有些老乡或者亲戚、朋友、熟人什么的，要看某一方面的什么疾病，第一个要求就是帮他们找一个专家，一个有名的医生。在大多数的情况下，他们甚至会从电视上、报纸上或者广告节目上发现某位很有名的专家或者教授，据说在某一方面是绝对的权威，因而对这个权威的专家抱有极大的希望，认为这个专家能将自己某一方面的疾病能全面的解决，因而不顾任何代价，只要能让这个专家看一眼，即使看不好也没有关系。理论上讲，这些知名的专家绝大部分应该是很有能力的，医德也很高尚。

但是有一个问题却是并不是所有的专家都是那么的优秀，其中有相当多的一部分所谓的专家和名人并不是能如患者所想的那样是技高一筹。这其中有几个原因。

（1）知名医生通常有很多的会议要参加，有的要去讲课，做"重要"讲话，参加比较多的社交活动，哪里能有很多的时间进行临床的诊疗活动？哪里能有时间进行临床经验的总结？每周参加一次门诊时间，也是人数相当的多，好多都是超过了限定的挂号数，根本就没有多余的时间详细对患者进行诊断，有些专家甚至完全凭借其经验在患者讲出其病情前将处方开好，这样一来，如何能将患者的病看好呢？

（2）国内的传统，学而优则仕，因此，有些技术比较高的医生很快就进入了管理层，当了主任、处长或者院长之类。成为管理者后，好多的工作就不是专业范围内的了，经常要进行一些与看病无关的活动，开无休止的会议，参加大量的评审工作，根本就没有时间去进行专业知识的更新。有时候尽管要做一些专业报告，但那也是下级大夫或者研究生事先准备好的，只要能流利地念下来就已经不错了，因为领导们太忙了，哪里有多余的时间好好准备一下呢？

（3）人的惰性。绝大部分人在本性里是懒惰的，如果不用辛苦就能达到的目标，谁愿意花大量的时间和精力去努力做某件事情呢？其实在看病的时候，大家可以看到有很多的专家，在电脑都成为生活和工作不可或缺的工具的今天，他们对电脑的使用竟然存在着极大的问题，有些干脆就不会使用，要么使用起来极其的缓慢，其原因是这些专家不能与时俱进造成的。他们必须依靠别人才能使用电脑，可以想象一下，这样的专家能在专业领域有多少时间和精力去精益求精，与时俱进地增加其专业知识，从而避免自己人已经进入了 21 世纪而知识仍然停留在 20 世纪呢？

由于医学知识的更新一日千里，即使放开膀子去追都可能追不上，那么不去追的结果可以想象一下，水平能有多高？记得一位患者这样讲述，有一位非常有名的老中医，70 多岁了，水平有多么多么的高，可是当这位老先生在看病的过程中竟然打起呼噜来，大家可以想一下，这位老中医也许在很多年前很有名、水平很高，但是多年过去了，人老了，知识也老化，当一个人到了在给患者看病的过程中都睡着了，这种医生再怎么有名，谁敢找他看病呢？这在睡梦中稀里糊涂的，难道没有可能开错药吗？开的药谁知道对不对啊？另外，做手术也是一样的，有些人认为名医会怎么样怎么样的水平高，但是,内行都清楚,很多的名医通常并不是从头到尾全部自己主刀,而是一些关键的或者主要的环节亲自主刀,其他部分则由助手完成;也有些名医只在手术台上指挥一下,可能根本就不持刀。当然,这在医院里是很常见的,其主要原因还是由于医生的成长所必需的,否则,年轻医生永远都成长不起来。但是,作为个人而言,谁不想找个好医生进行手术呢?所以,找医生看病时,并不是越有名越好,有时候,你会发现那些并不是特别有名的,年龄并不是那么大的医生,他的水平竟然很高。而那些所谓的知名老专家,也似乎并没有如你所想的那样好。而且随着现在对医生知名度评价的标准在变化,在认为能写书、能发表文章的专家才是好专家,能到处忽悠的教授才是好教授,只有是主任、是院长的医生才是好医生的今天,你可能会碰到一个出版了很多的专业书籍、发表很多专业文章的专家教授,但是这种教授很可能是纸上谈兵,其实际医疗技能和技术可能很差。可能你碰到的院长、主任之类的专家其水平并没有你想象的那样确实很高。而同时,你可能碰到的并不是特别知名、职务并不是特别高、年龄并不是特别大而水平很高的医生,在这种情况下,你很幸运。这里要说的意思,其实很简单,总结成一句话是:医生知名度、职务及年龄与其专业水平并不一定成正相关 [2]。

不要太相信自己的感觉

有很多的人都非常相信自己的感觉或者对自己非常的自信。很多的时候,一个人应该要有自信,这样才能做好工作,干好自己想干的事情。如果一个人对自己都没有信心,那么什么事也干不好。但是在自己是否可能会得病及得了什么病的问题上,那种自信认为没什么大病或者自信就是某种病的做法,是要不得的!即使你是一位专家甚至是一位医学专家也不例外。这方面是有血的教训的。有一位某大型三甲医院的骨科副主任医师,40岁左右,虽然他的专业不是呼吸科,但是作为一名医生、一位专家,其基本的医学知识还是有的。这位医生经常出现感冒样症状,他觉得可能是由于比较劳累,身体抵抗力下降所致的感冒,开过几次药,吃完以后就会好转,他也就没有怎么样重视。后来又有几次,他去职工保健科开药时,由于他自己就是一位医生,他经常自己要求给自己开点感冒药就完了,没有进行任何的检查。一年发生了五六次，但是都在服用了抗感冒药后好转。第二年春天医院体检，结果透视的结果发现该医生的肺部存在着3厘米×3厘米的阴影，进一步检查发现，这是一个肿瘤。简直是晴天霹雳。只有半年时间，这位年轻的专家就永远地离开了我们。这个事情就真真切切地发生在我们身边，真的很长时间都让我们无法接受，尤其是似乎昨天还和我们在一起的同事，今天便离开了人世！这里要说的是，如果这位医生不是太自信，认为自己能对一个简单的"感冒"进行准确的诊断，并且吃点药就可以治疗；如果这位医生能去做一个简单透视，或者拍个X线片，那么完全能在很早的阶段就发现肺癌。而如果能早期发现并进行早期的治疗，那么，这位医生是完全可以治愈的。但不幸的是这位医生太相信自己的判断，没有进行必要的检查，结果造成了不可挽回的严重后果。可见，太相信自己及自己的经验而不相信科学是多么可怕的一件事情。

医生不能太相信自己的感觉，其他人更不能太相信自己的感觉。一次，有夫妻二个人到医院看病，主要是妻子看病，由丈夫陪着，丈夫只想其妻子看完病后咨询一下自己的情况。经过看体检报告，测血压和听诊及体格检查等后，这位女患者只需要简单地服用一些药物就行。但是，在询问这位女患者的丈夫病情的过程中发现，该女患者的丈夫有家族史，以前血压就高，但是近来没怎么量。当时眼睛看东西有点模糊，有些头晕等。量血压时发现，他的双臂的血压都是190/120 mmHg左右，休息一会儿量也是同样的结果。由于他自述体检报告并无太明显的异常，因此，只想咨询一下。但是，血压检测结果却令人大吃一惊：这是重度高血压，是一种高血压急症，随时可能出现高血压危象。由于他没有心率明显增加，而紧张也不会让血压增加那么高。但是，可能由于患者出现高血压已经持续较长的时间了，而且年龄也相对较年轻，只有45岁，因此，尽管血压已经非常高了，症状可能还不够明显。但随时可能出现脑卒中等意外情况。结果，夫妻二人，该看病还没有那么严重，而感觉很轻只想咨询一下的反倒变成重点关注的、需要紧张治疗的对象了。可见，由于人的敏感程度、疾病持续的时间长短及年龄和代偿能力等差异很大，自我感觉经常不太正确。因此，我们一定要相信科学，有病就要尽快看医生，定期体检、早期发现、早期预防、早期治疗，千万不要根据自己的感觉来确定是不是需要去看病，以免造成不该发生的严重后果。

自觉症状严重就是病很重吗？

自觉症状很重的患者，有可能疾病已经很严重，当然也很可能只是自觉症状很严重而疾病本身并不严重。而同样，没有明显的感觉并不表明疾病本身不严重。自觉症状和疾病的严重程度并不必然成正比。

在门诊诊疗中经常碰到有一些患者，有的自我感觉非常严重，但是后来的结果证实，并没有这样严重。有一位朋友，一见面就说："大夫，我觉得我不行了，心脏都要跳出来了，快要死了一样的感觉！"经过问一些有关疾病的情况，量血压，听心脏，以及其他一些简单的检查后，医生知道可能情况并没有他所说的那么严重，在安慰了他后就进行进一步的深入检查，心电图、心脏超声、冠脉 CTA 检查结果显示有问题，但是并不是特别严重；血液检查虽有异常，也未到可以致命的地步。最后给他开了一些药回家好好吃，然后可以定期再做些检查。现在已经 6 年过去了，他虽然还是有不舒服的感觉，但是他不但没有出现他说的那种"不行了"的结果，而且也是每天该干什么就干什么，心情也没有刚开始那么差了。病情也比较稳定，基本上没有什么进一步的发展。

在这里需要提醒大家注意的是，自我感觉并不是疾病严重程度的唯一判断标准。但是，在自觉症状严重的情况下一定要去医院看病。实际上，自觉症状是机体的一种自我保护机制，是一种好事（当然如果过敏那则是另外一回事），它可以提醒我们让我们早点进行预防和治疗，以免延误病情，造成严重的后果。相反，明明已经很严重了却没有明确的症状或者症状轻微，则可能因为未受到足够的重视而出现不可挽回的后果。因此，无论是症状严重也好，不严重也罢，如果长时间没有好转，或者多次出现，不能自行缓解（如大便有血或者发黑），一定要及时去医院进行检查和治疗，以免延误病情。

医生态度恶劣怎么办?

笔者自己是医生,接触了大量的患者,经常有患者表扬笔者的态度好、服务意识好(这可能存在着患者希望笔者能更好地为他们服务的想法,也可能笔者确实能让患者比较满意)。当然同时也向笔者表述了他们自己在看病时碰到的各种非常不好的态度。笔者自己在其他医院看病时也会经常碰到一些类似的不友好的医生。

比如,有的医生只要听到患者说血压高,根本连头也不抬一下,以很快的速度就将药开出来,在病历上简单写几个可能连医生自己也不认识的字,然后就嘴里就说"下一个",患者连诉说一下病情的机会也没有,就给打发了;有的医生,也听患者说几句话,但是就如同木偶一般,没有一点反应,似乎根本就没有听到;有的医生一来就不停地打电话、接电话,似乎自己是某公司的董事长,而患者似乎就是那无聊的旁听者;有的医生,干脆就很粗鲁地打断患者说"知道了,不用说了",一副自己是"圣人"的样子,似乎自己是神仙,什么都知道,患者诉说病情完全是多此一举。而有些医生虽然也回答问题,但是每句话都让患者的心要流泪,比如患者问"我的病能治好吗?",医生回答:"根本不可能治好,回去想吃啥就好好吃点吧"。有的态度很恶劣,动不动就训斥患者。很多的患者为了看病,只好忍气吞声,可是满肚子的怨气,无处发泄,本来就为了看病,夜里琢磨了好久,就没有睡好觉,早晨起了个大早,饭也没好吃,又排了几个小时的队,都已经疲乏不堪了,可是等到自己看病,没有两分钟,医生听都没有听患者诉说病情,开完药将自己打发了,还说了一些极其不中听的话,最后憋了一肚子气回家,这样能看好病吗? 不气出病就不错了。其实这些都是真实发生的事情,而且也正在不同的医院、不同的医生那里上演着这一幕幕。

这类事情的发生,对患者的健康、对医患关系、对医院的声誉、对和谐社会的构建等都造成了极大的危害,因此,无论是作为医生自己,还是作为患者,大家都有责任和义务对这些缺乏职业道德的医生进行再教育。当然靠我们自己没有办法解决,我们可以到相关的医务部门、院长办公室、人事处等进行投诉，如果直接去不方便可以通过写信、打电话的方式进行，也可以通过录音、录像的方式进行反映，这其实对于那些当事医生自己也是一件好事，多年的职业道德教育没有完成的工作，将由患者和医院的领导进行再教育。相信只要大家共同努力，一定会重新恢复良好的医患关系，还医患环境一片蓝天。

相信科学，不要迷信广告

各种医疗广告在当今的时代可谓是无处不在，公交车上，报纸杂志上，路边电线杆上，电梯里，厕所的墙上等。一些违法的小广告到处都是，即使在一些所谓的正规的媒体上，也是医疗广告铺天盖地而来，让人没有回避的地方。

由于很多的患者在对自己以外的专业不了解的情况下，求医心切，只要看到听到有谁说某个医院能看什么病、有什么一吃就灵的药，能干什么什么的，就全部相信。对于自己的经验、基本常识、医生的劝告、家属的想法全都不在考虑之内。一心一意地融入有病乱投医的实践中去。结果上当受骗，耽误疾病的治疗。比如，李女士的公公是一位有较高文化修养的人，自从他得了癌症后就性格大变，平时非常关心一些报纸、小广告等关于治疗肿瘤药物方面的信息，只要他看到这方面的信息就一定要从事医药方面工作的小李给他买回来，而在住院手术时医生给他用的药和给他的建议全部抛到脑后。小李尽管已经给他说了相关的原因，但是老先生就是不听，还不断地责怪小李对他照顾不周，不给他买药。出于对家庭关系的考虑，小李也不得不在经济非常紧张的情况下买那些小广告上说的药，老先生也吃得非常的开心，连去医院检查也不去了，因为老先生认为自从吃了那药以后自我感觉好多了，也就更加相信小广告的宣传："该药经过大量的患者使用，对肿瘤的治愈率达到了90%以上。"但是没过多久，老先生小便出现了问题，肝区出现疼痛，并且一天天加重，开始老先生认为是药物有作用的表现，直到他疼的无法忍受才同意去医院检查一下，结果是老先生肾功能已经出现了衰竭，而且肿瘤已经转移到了肝区，能生活的日子已经用天来计算了。血的教训，很可惜啊！老先生后悔未及，全家人都非常的着急和后悔，可是已经太晚了。

因此，我们不但一方面要谴责那些对患者不负责任的虚假小广告和出售假药者；另一方面我们也要反思。为什么我们不相信科学，不相信自己的判断力，不相信家人，而非要相信那些为了金钱可以出卖一切、最后害了自己也害了家人的非法制售假冒者呢？医学是科学而不是一门可以感情用事的学科。不是谁可以凭感觉就可以明白的学科。明明医生已经告诉了他，而且常识也告诉我们恶性肿瘤就应该进行定期的检查和规范化治疗，尽管也有极个别的例子报道一些恶性肿瘤患者通过适当的中药治疗和良好的生活方式，可以达到长期存活，但是这毕竟是极个别的情况，目前医学界还不能宣布对恶性肿瘤的攻克，而且恶性肿瘤一旦广泛转移基本上就无药可救。可是再怎样宣传，医生怎样严肃认真地劝说，还是有那么一些患者对此置若罔闻，骗子仍在行骗，受害者仍在受害。

最好不要频繁换医生

看病时要不要一次看几个医生或者频繁地换医生呢？答案是否定的！

有些人可能想：我多看几个医生，看不同的医生怎么说，然后再将他们的意见综合一下，不就可以对自己的疾病诊断和治疗方案更准确一点吗？有这种想法是正常的，谁不想能找个好医生早点把病治好，但是又不知道哪一个医生的水平高，只能多看几个了。但是事实上，尤其是外地到北京、上海等城市看病的患者，为了能尽早尽快地看好病，经常找几个医生看病，可是当看了几个医生后，发现每个医生说的都不一样，这时候患者就着急了，到底相信谁的啊？都是专家，为什么一种病每个专家的说法和用的药物不一样呢？

是啊！每个医生的经历、性格、学历和经验水平都存在着差别，对于相关的药物和疾病的了解也存在着比较大的差别，就有点像在黑夜里看见一个黑影，如果找几个比较有经验有文化的成年人，问你觉得那是什么东西？相信有几个人就会有几种不同的说法。其实看病时就和这种情况有点类似。由于疾病的复杂性，医生也是综合一些疾病的症状、体征及临床检查结果综合得出的一个判断，既然是一种判断，那么就存在着可能对，也可能错的结果。有的医生有经验、专业精通，有时候甚至是运气好，直接就想到某种疾病，因此可能诊断较为准确；而另外一个可能不具备这些条件，就可能判断不够准确。但是由于疾病的复杂性和系统性，即使用了不同的药物，也可能同样出现病情缓解的情况。但到底是不是某种疾病，在很多的情况下，还没有绝对准确地把握，尤其是一些内科的疾病。因此，如果找几个医生去看病，当然就可能出现开始说的那种情况，即患者不知道到底该相信谁的。事实上，可能患者的疾病经过几个医生的治疗后都可以得到缓解，但是可能存在着一些细节上的差别。这些问题目前是无法解决的。

实际工作中，临床上经常出现一些疾病，如果诊断比较困难，就会请一些相关的专家进行会诊，这时候就会有很多不同的意见，给出不同的诊断，有的相关比较大，有时候甚至患者都已经缓解或者出院了，对患者的诊断也还没有完全确定。这个问题并不一在于医生的水平怎么样，而主要由于疾病及人体本身的复杂性造成的，尤其是在现在对很多疾病的发病机制和预后并没有完全清楚的情况下，就更无法完全明白，但医生还是可以根据已经有的对疾病的理解和现有的条件进行治疗。因此，看病时先找一个医生看，如果经过一定的时间（如一个疗程）疾病的症状并没有缓解，可以询问一下医生为什么，应该怎么办。如果经过药物的调整和治疗后还没有明显的好转，这时候就应该换个医生看看比较好。

有没有最好的手术大夫？如何选择？

如果要做手术，可能每个患者共同的、也是第一个出现脑海中的想法就是：我要找一个最好的手术大夫。作为患者家属，当然也存在着同样的想法。这种做法的目的只有一个，那就是要把手术做好。

这种想法是很正常的，但是，有没有最好的手术大夫呢？怎样的大夫才能说是最好的大夫呢？在一个医院里，肯定有好大夫，也有无论是技术还是医德都不是很好的大夫。有的大夫手术做得很好，但是其医德方面有一些问题；也有一些大夫，手术做得很好，但是其责任心不是很强；还有一些大夫，其手术能力和医德都不是很好；最后一类是无论责任心、医德和手术能力都比较好的大夫。这里面毫无疑问最后一类是最好的选择。但是如何判断则是一个难题。有人可能认为通过该大夫的手术死亡率来进行判断。如果某位大夫做手术的死亡率一直很低，这算是一个好办法，但是并不是最好的办法，也不能因此说就别的大夫就不如他。这是因为很多的因素决定着手术是否很成功，是否有并发症，以及是否会导致死亡。如有的大夫只给一些身体基本条件比较好的、经济条件比较好、病情也不是很重的患者做手术，那么这种情况下出现并发症、手术死亡等当然就比较少了。事实上，确实有一些患者的病情比较严重，甚至不适合进行手术，而如果家属一再地要求进行手术，最大可能的挽救患者，那么医生也可能会同意尽最大的限度地抢救患者，但是这样一来手术的风险就比较大，很有可能会出现意外情况而增加该医生的手术死亡率。因此，死亡率高低并不能说明医生的技术不好。责任心不好的医生，也不是最好的选择。如手术后看一眼没问题，就将以后所有的事情交给下级医生或者研究生去管了，除非出现什么其他问题，否则自己再也不管了。医德差而技术能力强的医生，虽然可以做好手术，结果也可能比较好，但总是让人感觉不爽，因此，也不是最好的选择。

总之，选择手术大夫要从其手术能力、责任心和医德等多方面去考虑才行。而要知道这些信息若非内部人员或亲身经历还真的不好确定。目前，大家可以通过网上患者的评价、内部人员的看法、亲戚朋友的介绍等综合判断，慎重选择。

疾病好转需要时间

有很多的患者患病以后都想知道自己的病什么能好，希望能马上就好，这样就可以重新开始工作和学习。这种心情是可以理解的。但并不是所有的病都会很快好转，或者说完全恢复。一些疾病确实可以很好恢复，另外一些可能就只是暂时的好转，而还有一些可能就是永远也好不了。这个问题除了与疾病的种类、疾病进展的程度、患者自身的身体状况、医术的高低相关外，甚至与患者的经济状况也密切相关。

首先，最主要的是与疾病的类型及疾病的发展状态和阶段有关。有些疾病如感冒，可能不用治疗，一般一周后会自行恢复，原发性高血压需要终生服药可以控制血压，而如果是慢性阻塞性肺气肿，则可能每年都会出现复发，任何高明的医生和再好的条件能做到的也只是暂时性的改善，要完全治好不再复发是不可能的任务。

其次，患者的心理和生理状态也很重要，同时，患者是否积极配合治疗、患者家属的态度等也对疾病的恢复具有重要的作用。当然医术的高低对于疾病的恢复也是非常重要的，有的医生可能对于一些药物不是很了解，对于疾病的诊断不是很准确，因而在疾病的治疗方面就不能很好地进行把握，结果就是疾病的治疗过程延长，有时甚至会延误病情。

最后，经济状况对于疾病的恢复也是很重要的，有时候，一些比较贵重的药物或者医用器械和治疗手段没有强大的经济支持也是无法进行的。尤其是在中国还有几千万人的温饱问题没有解决的情况下，要解决全民的医疗保险问题难上加难，即使一些地方有医疗保险，除非全部报销，否则如果按现有的报销比例，很多的一般经济条件的人或者家庭也无法承担，这个问题可能一时也不能解决，是一个长期的过程。

总之，患病以后，我们可以咨询医生有关的病情，以乐观的精神状态去面对疾病，无论是能很快恢复的，还是不能很快就恢复的疾病，我们都要积极乐观地去配合医生的治疗，只有这样才能尽快改善病情，早日恢复健康。如果不能完全恢复，也至少能改善症状，尽可能地提高患者的生活质量。

警惕江湖医生和非法医疗广告

由于目前很多疾病如心脑血管疾病包括高血压、糖尿病、脑卒中和冠心病、恶性肿瘤等无法治愈或者根治，因此，给很多的江湖医生和"游击"小门诊留下投机钻营的空间。那么，在一些门户网站、一些地方电视台和报纸报刊上经常登载的那些具有"高精尖技术""著名的专家""100%保证治愈的疗效"等广告靠谱吗？

1."夸张"的疗效

医疗的核心是疗效，但从医学知识和疾病发展变化的规律来看，最难保证的恰恰就是疗效。每个人的个体情况完全不一样，同一种药物或手术作用在不同的人身上，疗效有很大的差别。要保证一种药物或手术有95%以上的治愈率，基本上是不可能的。可是有些"医生"有些"医院"，就可以把高血压、糖尿病和冠心病，恶性肿瘤及疑难病症等无法治愈或者根治的疾病宣传为接近甚至达到百分之百的根治[3]。像杭州某医院就在广告里用了"只需一次手术，还您终身健康"等宣传语。由于广告法不允许出现"根治""最好""保证疗效"等字眼。因此，只要看到这样的字眼，那么一定是虚假广告，切记不要上当受骗。

另外，也有以新闻报道形式发布软广告，某些医疗机构在大众媒体上以人物传记、访谈、科普讲座等形式宣传自己的机构、医师，推销医疗服务和药品，与普通广告相比，该类广告更具隐蔽性。但是其共同的特点是："某药的效果确实好，或者某医院的水平确实高。"

2."夸大"的专家资质

据浙江省卫生厅统计[4]，浙江某医院的医务人员中，主治医师以上的占12.05%，中专学历的却多达46.94%。医生资历不够，吸引不来患者，就要靠广告往上捧。通常一个低年资的医生经过人为包装后就成为一名像某医院的主刀医生×××，在广告中被宣传为院长，曾在三甲医院担任主任；但有关部门调查后却发现，此人是某有限责任公司医院的外科医生，刚在杭州某医院注册一年[5]。其实大家可以想一想，那样著名的医生怎么会去那种地方当医生呢？著名医生连在自己医院里的事都忙不过来，比如北京安贞医院的顾承雄主任医生，号称亚洲第一刀，他做心脏搭桥手术，在安贞医院里都已经排到1年后了，他怎么可能到其他地方去做手术？即便要去也要到好点的医院去带动当地医院的诊疗水平。

3."夸大"的实力

给普通科室冠以"诊疗中心"等名目，用美国专利的高科技或中医玄虚的字眼糊弄患者，把仪器说成是世界上最先进的，以显示他们的医院规模宏大、实力雄厚。

4.利用"大牌专家"做宣传

在电视报纸上经常看到某著名医学专家推荐或者说某种药好，能快速治愈癌症、乙肝等。其实这些专家很多都是假的，或者私自使用了专家照片，其实专家当时并不是说这个药或者根本就没有说，而虚假医疗广告就把专家照片放上去，称专家说他们的疗效好[6]。

5. 雇用"医托"

大家经常看到电视台或者某报纸上,一些"患者"以自己的"真实"感受描述了使用某种药物或在某家医院治疗后,自己几十年的顽疾轻松治愈,并对某医生或者医院表示出由衷的感谢,并向大家热情推荐某药或者某医院。其实这些患者大都是托[7]。

总之,患者朋友患病后,心情是悲伤的,治好疾病的愿望是迫切的,患者自己也好家属也好都抱着非常美好的希望想:人的生命只有一次,虽然可能性低,万一这些宣传和治疗效果是真的呢?万一可以治好病呢?但是,这里要说的是,疾病的发生、发展、治疗和预后是科学,而科学的东西是不以人的意志为转移的,大家千万不要抱有侥幸心理。虽然很多疾病的发病机理还没有完全搞清楚,但是大部分疾病的预后是可以预测的,也经过了科学证实的。全世界那么多的科研人员、那么多的医院、那么多的研究机构,用了那么多的研究经费,花了那么长的时间都没有搞清楚的疾病或者没有发现的药物,那些小"医院的医生"或者某个人的"家传秘方"就能解决了?如果真如宣传的那样某个人是"神医",真能治好高血压、糖尿病、冠心病、恶性肿瘤及疑难病症等无法治愈或者根治的疾病,那么还用得着用那么大的力度做宣传吗?朋友们可以看一下,北京协和医院、北京安贞医院、北京积水潭医院、北京同仁医院要到处去做广告吗?要找患者去告诉大家"这个医生水平高、那个药好"吗?而在没有做这些广告的情况下,挂号容易吗?因此,即使生病了,也要理智。好好看病,好好生活,好好保养,说不定奇迹会出现,但是决不要把自己的生命和健康建立在那些"神医"和"神器"身上。

久病真能成医吗?

久病真能成医吗?可能会有很多人,尤其是一些年龄较大、因某种疾病已经服用了很多年药物且具有一定文化修养的老人,他们经过多年与疾病打交道,以及与多个医院多名医生打交道,而且自己经常关注自己所患疾病方面的信息,并经常查阅相关的医学资料。多年后,确实在自己所患的疾病方面了解了相当多的知识。有时候甚至对于一些很专业的内容和一些化验的结果范围也能熟记,而这有时候甚至一个专业的医生也不能做到,这对于一个非专业的患者而言是相当的不容易，这不但需要对自己的疾病相当重视，同时也需要相当的耐心和毅力才能做到。但是这并不是说这位患者已经具有能看病的知识和技能了。而只能说明患者积累了某方面的医学知识，要做到真正的能看病，还有相当大的差距。

为什么这么说呢？且不说医学的发展是日新月异，即使是多年前的医学知识，也不是单靠看看书报、问问医生，或者靠自己的经验能做到的。要知道，医学是一门科学，经过了全世界的医生与科研工作者多年的、共同努力，以及患者的大力支持，靠大量的人力、物力、财力才做到的。由于人体的复杂性，医学生要经过大量的前期基础知识的学习，以及后来的临床见习、实习，并经过在临床上的磨炼才能初步成为一名医师。这样的医师，其实还不是一名可以独立的医师，可以独立进行疾病的诊断和治疗，还需要在上级医师和科室主任的指导下进行多年的疾病诊断、治疗积累和学习。同时，对于一些疾病尤其是外科的手术治疗，还规定了什么样级别的医师可以做哪一级的手术，即使在这种严格的控制之下，也还有很多的医师因为知识更新不够，或者医学发展的局限，以及责任心不够等，经常出现一些错误的诊断和有缺陷的治疗方案。同时，医师对其他相关疾病的了解，对人体的生理机能掌握，对疾病特征等的综合理解和掌握，临床思维的培养，以及多年积累的经验也是非常重要的。因此，疾病的诊断是一个复杂的综合性判断过程，需要医师结合多种临床资料和个人的经验、医学知识、社会现状、经济发展、心理学等多种知识和经验进行一种个体化很强的思维判断过程。如果是一种特征非常明显的疾病，那么这种疾病的诊断和治疗可能相对容易。但是由于人体极其复杂，疾病的特征在不同的人（包括性别、民族、婚否、年龄、生长地、生活习惯、并发疾病、所用的药物等方面）中存在着明显的差别，这也就决定了疾病诊断的个体化程度非常高。在临床诊断的过程中需要医师对这些情况进行分析和综合，才能得出一个比较准确的判断。而且医师对于一些复杂的疾病也只是处于一种推测和逻辑判断的基础之上，并不是百分百准确，这也就是为什么具有几乎一切人类知识的电脑为什么并不能准确地诊断疾病，不能准确用药的原因。

一个没有经过严格培训，即使是一个天才样的人物，记忆力超群，能力极强，如何能成医呢？因此，久病了可能对相关的疾病了解了一些，但是千万别认为自己是超人，给自己或别人看病、用药，那样的后果可能会很严重，用药之前还是找正规的医师比较可靠。

家族史的影响

家族史对疾病的发生和并发症及预后均有非常重要的影响。很多疾病都与家族史有关，如原发性高血压、冠心病、糖尿病、肿瘤、消化系统疾病等。以前由于对这些疾病的认识不够深刻，以及生活条件较差，而没有得到重视。现在随着医疗条件的改善和医学的发展及生活条件的改善，人们对生活水平的期望值也大大地增加，因而一些疾病，尤其是一些家族史可能影响到的疾病，得到了医学界和患者的高度重视。

自从1999年基因组计划开展以来，人们对基因也就是遗传因素对人类疾病的认识得到了进一步的深入，现在医学界已经从分子生物学方面着手研究遗传基因对人类疾病的影响，这可以对一些遗传性疾病或者遗传相关的疾病进行了全面的、微观的解释。这种解释，对于一些遗传性疾病或者遗传基因相关的疾病，具有非常重要的意义。这将使得原先那种"龙生龙、凤生凤、老鼠的孩子会打洞"的俗话有了更科学的解释。每个人的身高、体重、长相、智力、性格等，在某种程度上均由基因决定，当然这里只能说一定程度上，而不能说完全由基因决定，这是因为基因和环境相互作用，相互影响；同时，基因在遗传时还存在着随机变异的可能，有的可能向好的方向变化，而有的可能向坏的方面变，一般似乎向好的方面变的可能性更大些，这可能与自然选择有关，因为太差的个体将会因为不能适应自然环境导致个体丧失生存的能力而遭到淘汰。对于某种疾病而言，如原发性高血压，就存在着遗传的可能。这是因为体内有一些基因，目前发现可能有一百种以上的基因都可能与高血压有关，这些基因的异常变化，均可能会导致血压的升高。而我们每个人的基因都是由我们的父母各遗传一半给我们的。因此，如果父母有高血压，那么这些与高血压相关的基因就可能会传给下一代，其结果就是如果父母有高血压，下一代就非常可能携带导致高血压的基因，可能会直接或者在某种因素的诱发之下出现高血压。当然并不是说父母有高血压，子女就一定会得高血压，目前我们只能说父母有高血压的人，其患高血压的概率增加。研究发现高血压的遗传率在60%左右。这决定于父母有高血压的类型、致高血压基因的种类、高血压相关基因异常的严重程度，以及是否还存在着后天的危险因素等[8]。因此，对于有家族史的人，我们并不能明确地说他（她）是否一定会患有高血压，而是他（她）患高血压的概率与正常血压的人相比，明显增加。

因此，在临床工作中，对于一些有家族史的人，一定要多加一份小心。要定期进行体检，如果有某一方面的异常，一定要做到早发现、早诊断、早治疗、早预防。将疾病阻断在早期阶段，最大限度地减少其危害。同时，即使有家族史，也不必过分紧张，从而造成巨大的心理压力，压力过大可能会诱发或者出现其他的疾病。例如，有一位女士，60多岁了，近来发现自己的血脂比较高，并出现了头晕、睡眠差和手指麻木等表现，回想起自己父亲当年也是由于有这些表现，结果60多岁时就去世了，其母亲当年也是因为脑出血去世的。这位女士就特别的紧张，认为自己有父母的遗传，那么是不是也就只能活到60多岁就该走了呢？其实，事实并不都是这样的，尤其是在现在医疗条件相对过去比较好，诊断和治疗比较早、也比较及时，经过积极的预防和治疗，绝大部分具有家族史的患者其寿命与正常人相比也没有太明显的差别。因此，正确的做法是：有家族史的人应该更严格的对自己的生活方式进行控制，定期进行体检，发现问题，及早处理；如果没有发现问题，定期复查。放松心情，悠然自得。千万不要怨天尤人，或者自暴自弃，听天由命，这都是很不科学的，也是对自己、对家人、对社会不负责的态度。只要能积极的预防和治疗，与没有家族史的患者没有太大差别，当然一定要坚持进行规范治疗。

可以在社区医院看病吗？

由于中国人口众多，而医疗设施和医生的配置不足且不合理。因此，在大医院，尤其是知名医院就诊是一个非常困难的事情，这就是"看病难"的问题。在一个随机调查中，70%的患者选择去大医院，30%的人选择就近在社区门诊看病[9]。同时，由于在大医院里的人均费用要高于社区医院，也就产生了在大医院"看病贵"的说法。

既然在大医院看病既难又贵，而且极为不便，那么为什么广大的患者不愿意在社区医院看病而非要到"看病难、看病贵"的大医院看病呢？

其主要原因在于医生水平、医疗设备和就医环境上。大医院有很大的优势，这是社区医院不可能比拟的。当然，医生的技术水平、道德修养等是最重要的一环，也就是说人的因素是最重要的。知名医院集中了国内最优秀的医疗技术和科研人员，集医疗、教学、科研于一体，基本处于医疗的顶层，具有先进方法、技术手段和治疗理念，对医疗起着引领作用，这也就是为什么全国同等级的城市中，各个三甲医院的医疗设备和就医环境相差并不多，但是医疗水平相关非常大的原因。

反观社区医院，医疗人员的业务水平、技术经验、医疗设备和就医环境等相对较差，因而对于疾病的诊断、治疗和预防方面也存在着很大的不足，尤其是一些疑难杂症。虽然管理部门对此进行了很大的努力，但是由于社区医院存在着这样一些先天性的不足，因而要解决这个问题绝不是通过一个简单的行政命令就可解决的问题，而简单地增加医保报销比例也绝不是一个好办法。

一些地方计划规定所有的患者都要经过转诊才能到大医院进行治疗的方案，是一个拍脑门后想到的办法。由于社区医生的整体水平相对较低，可能由于社区医生技术水平问题而未能及时将患者转诊至大医院而导致患者的病情延误。比如，有位老年人感觉有点心慌、憋气，在社区医院排队的过程中，突然加重，心前区疼痛不能缓解，出现心肌梗死，社区医生边紧急处理边联系120送到大医院，在去大医院的过程中离世。如果在大医院，那么直接急诊做PCI，完全就可救得过来。如果出现这种情况，那么谁将为此而买单？对患者及其家属造成的伤害谁来负责？另外，由于医生的技术水平和医疗条件较差，出现较高的误诊、误治怎么办？因此，在没有有效提高社区医疗水平，并建立有效的医疗保障的情况下就提出这种强制双向转诊制度是存在很大安全隐患的！

我们在这里并不是说社区医疗肯定不好，也不是说社区医疗多么好。只要我们静心地想一下，看病的目的是为了什么？是为了对疾病进行有效的诊断、治疗和预防，最大限度地改善患者的预后。那么如何才能做到这一点呢？由于高水平的医务人员和先进的诊断医疗仪器是最重要的一点。那么，在不能保障这一点的情况下，对于社区医院抱太大的希望是不现实的。当然，对于一些简单的疾病和慢性疾病的长期处理，还需要社区医院与大医院双向配合。因此，我们认为除非您认为您确实患了简单的疾病如感冒，或者是大医院的医生已经告诉您可以在社区医院进行一些相应的治疗和处理，那么您就可以在社区医院看病。否则，如果对这些情况不能确定，那么最好还是找大医院查清楚比较好。也许在大医院确实存在着看病贵、看病难的问题。但是，您的健康更贵，如果耽误了病情，您的生活会更难。

参考文献

[1] 中华人民共和国国家统计局网站．(http: //data.stats.gov.cn/easyquery.htm?cn=C01) 年度数据，卫生指标，2014 年公布的 2013 年度医疗卫生机构数据．

[2] 徐亚男，魏媛娇．硝苯地平缓释片与普通片治疗原发性高血压的疗效比较 [J]. 中外医学研究，2013, 15(30): 27-28.

[3] 胡晓翔．看病择医：大牌专家好还是副主任医师就行 [J]. 自我保健，2015(1): 54.

[4] 潘志红．糖尿病高血压病的防治 [J]. 中国实用乡村医生杂志，2004，11(7): 5-6.

[5] 沈清，徐素艳，黄潘彩，等．浙江省民营医院的运行情况调查 [J]. 中国卫生经济，2007，26(8): 56-58.

[6] 陈天辉，李鲁，马伟杭，等．浙江省民营医院的现状及发展趋势研究 [J]. 中国医院管理，2002，22(2): 6-9.

[7] 宋丽．名人代言虚假广告的法律规制 [J]. 职业时空，2009，5(4): 144-145.

[8] 罗伟．北京求医防"医托" [J]. 中国消费者，2007(11).

[9] 孙德成，胡伟明．遗传与原发性高血压 [J]. 辽宁医学杂志，1993(4): 206-207.

[10] 兆天．怎样去医院看病（二）[J]. 中老年保健，2006(7): 15.

检查篇

体格检查、化验检查和仪器检查是发现疾病和评估疗效的一个非常重要的方面，但是大家的认识并不一致，在实际工作中还存在着一些意想不到的问题。该不该做定期的检查？做什么样的检查？检查时要注意些什么问题？如何正确看待检查结果？

不想检查，查出毛病来怎么办？

经常碰到一些人，甚至包括一些年轻的医生，在需要检查身体的时候，心理上颇为抗拒。问为什么啊？回答说："如果查出来问题怎么办啊？如果真的得病了，也就专心治疗了，就怕一查确实有问题，但是问题也不是太严重，那时候就非常纠结了，整天老想着这个事，担惊受怕的。"

这个确实是一个大家都有点发怵的问题，也是人之常情。谁碰到这样的问题也会心里犯嘀咕，那怎么办呢？到底该不该检查呢？

其实，可能还是由于心态还不够端正、心理素质还不够好的原因。大家其实可以想一想，不管是否检查，检查是否异常，身体是正常的就是正常的，不正常就是不正常。检查只是将结果提前告诉了我们而不是等疾病严重了才知道而已。提前告诉了我们，有的人可能担惊受怕，整天琢磨，心理压力大；但是大家可能会因此而提前预防发病的相关危险因素。比如，我们可能就会更好地照顾自己，吃点好的有营养的，会更注意保养身体，防止可能引起疾病的危险因素，这就会降低出现疾病的可能性是很有益的。

上面讲的是对于一般的疾病而言，即使得病大家心理上还比较容易接受。但是对于肿瘤方面的检查和检查结果却非常纠结。如果检查没事，心理上比较放心一点；而如果一旦结果有异常则整日惴惴不安，担心自己是否会得肿瘤，还能活多少天等，这确实比较吓人。事实上，尽管这种心理是很正常的，但是大家还是要去做检查，原因主要有如下 3 个方面。

首先，即便检查结果异常，也并不是说就必然地患有肿瘤或者已经得肿瘤了，只是一种可能性（一些炎症也可能会导致肿瘤标志物增加），因此完全不必那么紧张。

其次，如果不去检查，如果已经得了肿瘤，而我们也不愿意知道或根本不知道，因而没有及时地去采取一些可能的措施预防和进行早期的治疗，直到有一天感觉很明显了再去治疗，那可能就已经晚了。大家都知道，如果是肿瘤发现的晚了、转移了，那谁也没有办法。相反如果能早期发现，经过综合治疗后，治疗效果是相当好的，甚至大部分都能治愈。

最后，虽然早期检查可能会导致心里犯嘀咕，心理上有压力，但时间长了也就习惯了。想想我们每个人吃饭、睡觉、工作、学习，有欲望、有需求，有快乐、有痛苦，最基本的条件不就是活着吗？如果能避免得肿瘤那种后果极其严重的疾病，可以挽救我们的生命，而且还能避免更严重的痛苦，即使忍受一些心里的纠结又能怎么样？从成本－效益比上讲，检查的好处也要远远大于不检查的好处。

这里，还要非常痛苦地提起一件非常重要的、笔者亲身经历的事，以此怀念共同工作过的同事，并深切地希望所有的患者及所有的人都能以此为戒，珍惜生命，及时检查。事情是这样的：笔者的同事小许，和笔者共同工作了15 年。有一天小张发现小许的脸有些肿，走路也有点一瘸一拐的，便问了一下。小许说可能有点上火，说忙完手里的事情就去做检查。前后忙了两周后去做检查了。随后就再也没有回来，20 多天后，小许因为肾功能衰竭、脑梗死、心肌梗死已经永远地离开了我们。我们都惊呆了，根本无法接受这个现实。但是，这终究还是事实。回想起来，小许本来就有系统性红斑狼疮，可能是长期的疾病本身的损伤及药物的损害等，造成了肾脏功能的衰竭。本来，如果平时注意检查并及时治疗，是不可能突然出现肾衰竭的。即便出现了，也可以进行血液透析和肾脏移植。但遗憾的是，她一直在忙她的工作，根本没有时间去查一下，而且最重要的是她可能思想上根本就没有重视起来。想想她每天在医院里工作，完全可以抽出一点时间去检查和治疗。但是，她因为种种原因没有去检查，结果导致了如此严重的后果。我们失去了一位好朋友、好同志、好同事；她的家庭失去了一位好母亲、好妻子、好女儿。多么惨痛的教训。本来是完全可以避免的，却因为没有足够的思想上的重视而成为血的教训。平时，我们都认为这些事情离我们很遥远，但是，当发生在我们身边和眼前时，当我们意识到其重要性时，却为时已晚。

因此，这里提醒各位患者朋友，没有疾病时，也应该定期体检。而如果已经患了某种疾病，一定要根据具体情况在适当的时候做适当的检查。如果确实发现了异常，这时我们应该感到庆幸，庆幸我们有机会早期预防疾病。这时心理上不要有太大的负担，定期做检查然后根据检查结果进行适当的治疗就可以了。对于一些指标，只要不是短期内大幅度增高，一般都没有问题。而这样做的好处是万一有可能是肿瘤，那么就完全可能因为早期发现、早期预防和早期治疗而防止了肿瘤的进展及其带来的严重后果。

检查或抽血前可以喝水、吃药吗？

经常有些患者在就医时，或者检查时，既不敢吃药也不敢喝水，其主要原因是化验单上经常说要空腹，有时候护士站的护士可能也会告诉患者：检查前不能吃饭、不能喝水；抽血检查前不能吃、不能喝，要空腹。因此，由于患者担心检查不准确，起床后来医院检查前，既不吃药也不喝水。但是，由于检查、抽血化验有时候需要等待很长的时间，有些患者由于疾病本身的原因，长时间不喝水会感觉到很不舒服，或者由于疾病的原因，长时间不服用药物会导致出现不同程度的症状等，因此，非常希望能喝点水，吃点东西。可是又担心检查的结果不准确。那么，检查前到底能不能喝点水？吃点饭？或者按时服用药物呢？

事实上，这种情况是要根据具体的患者个人的身体情况、具体所患的疾病、检查的项目等决定，并不能一概而论可以或者不可以。比如，如果患者的身体本来就比较差，患有上呼吸道感染、冠心病、高血压、糖尿病等，而要检查的是乙肝五项和免疫指标，那么少量喝点水（200～300毫升）、吃少量的早餐和正常服用药物是可以的，目前并未发现少量喝水或者饮食可能会对所进行的检查项目造成太大的影响。而如果要检查的是血糖、血脂、肝功能和肾功能则可能会要求比较高一些，服用药物和喝水与食用早餐会对检查结果造成较大的影响，因而不能喝水或者尽量少喝水，早餐是一定要避免的。

如果要查凝血五项，而且是第一次查，那就最好不要喝太多的水，不能服用阿司匹林等抗凝药物，否则可能会影响检查结果。如果是复查，不用特意增加、减少或者不喝水、不吃饭、不服药，最好是按照正常的生活方式，正常服用药物，只有这样才能反映患者日常生活中的真实情况。而如果不按照日常生活情况下的条件进行检查，所得到的检查结果就没有反映患者体内的真实情况。患有糖尿病的患者，如果是第一次查血糖，那么不能服用降糖药物；但如果是服用降糖药物后进行的复查，则最好是按照正常的服药时间和剂量服用降糖药物和正常早餐后再进行检查，这样医生可以判断药物的效果和不良反应等。相反，如果没有服用药物，医生则无法判断药物的疗效，也就不能有效地指导患者用药。再比如，高血压患者在首次就医的过程中，不要服用与血压增减有关的药物，但是医生已经给予了药物治疗后，则应该服用药物后再来就医，这样医生可以通过测量血压来观察降压药物的效果，以调整药物的剂量。因此，是否服用药物则要看具体情况而定。但是在医院中，患者的病情相差比较大，疾病的种类也不同，是否是第一次检查抽血或者检查人员也不确定，因此，保险起见，要求大家全部空腹。在具体就医过程中，患者可以咨询给您看病的医生，以确认您是否需要完全禁食、禁水和服用药物。

如果化验结果有异常怎么办？

现代医学对于唾液、血液、尿液、粪便及一些体内分泌的液体等都能进行检查。包括其中的蛋白质、糖、脂肪、胺类、含氮物，还有大量的糖蛋白等。这些物质在体内都存在于特定的部位，且都能保持在一定的含量范围。如果在不该出现的地方出现了，或者虽然在可以出现的地方出现了，但是含量增加了，这可能意味着体内的某一器官或者某一组织可能出现了生理范围外的变化，医学上称之为病理变化。这表明体内的调节系统已经不能进行正常调节或者超过了机体的正常调节能力，意味着体内可能出现了疾病。由于大量的研究结果已经证明了这些检查结果的可靠性和对疾病的标记或者提示作用，因此，在临床上应用非常广泛，而且事实也证明这些检查结果对于疾病的诊断和治疗效果的观测具有非常重要的临床意义。但是如何正确看待这些检验结果也非常重要。

一般而言，大部分的检验结果都具有诊断学意义，也就是说阳性结果意味着患有某种疾病，如血脂、血糖、血白细胞过高等。但是也有一部分的检验结果只有提示作用，也就是说阳性结果并不意味着患有某种疾病，如血液中白蛋白增高，二氧化碳结合力增高，白蛋白的暂时性升高，血钠的增加和降低，某一项肝功能指标的升高，乳酸脱氢酶的升高，这种单项的升高，确实并不能证明出现了什么异常或者得了什么疾病。还有一些具有一定的诊断作用，但是诊断价值还需要进一步观察证实的，如一些肿瘤的标记物癌胚抗原、CA125 等，这些标志物的升高，其诊断阳性率也只有 20% ～ 40%[1]。在临床上，对于这种情况，我们通常还不能确定是什么疾病，只能是观察并进行复查。但是如果这种情况是长期出现，如每月复查，连续 3 个月以上，且逐渐增加，那么就可能需要进行进一步深入的检查和筛查。一般医生会对可能怀疑的疾病进行针对性检查，可能会查出某种疾病，也可能在检查的过程中这种异常的指标逐渐好转并恢复正常。因此，对于检验结果，需要结合大量的临床医学知识和患者的具体情况进行综合判断，而不能简单地看其增高或者降低而认为自己患有某种疾病。如果您的检验结果有问题，可以找医生看一下，并给你解释一下，医生会告诉你是进一步检查，继续进行观察，或者重复检查一次。这时候不要太紧张，将这个工作给交医生去做，这是医生职责范围内的事情。记得有一次，一位女士的检查结果发现了其血糖很高，由于她的年龄不是很大，心里很紧张，医生在询问了她是否有家族史、饮食习惯及她自身身体状态后建议她改天再查一次，结果再查一次后，血糖在正常范围。她还不放心，第三次再抽血查一次，结果还是正常范围。这位女士才完全放心。这个结果告诉我们，对于有时候一些检验结果并不一定能反映真实的情况，其原因可能是检验本身偶然的因素（如检验试剂的问题）；也可能是患者本身的问题，如抽血时过度紧张、进食后抽血或所服用药物等都可能会影响血糖等。当然绝大部分的情况下，检验的结果是非常准确的，但是对结果的判断是要找医生，而不是对检查结果的过度紧张，给自己带来一些不必要的烦恼。

如何看待检查报告结果？

患者看病的时候，经常会进行常规 X 线检查、CT、磁共振、核素、超声及血管造影等检查。这些检查结果都会附一个检查报告，这个报告会给出检查的结果和可能的诊断或者提示。这将是临床医生用于疾病诊断的重要参考。如果有明确的依据，检查报告会比较明确，但经常是结果比较含糊，如"动脉硬化可能""肺结核可能""老年性改变，请结合临床"等。对于临床医生而言这样的检查结果也只具有参考价值，对于患者而言，就担惊受怕，不知道自己究竟是不是得病了。其实患者不用搞得太清楚，如果确实想搞清楚，可以咨询医生。事实上，医生对于这些检查结果也是持有保留意见，通常都要结合其他大量的检查结果和临床证据才能做出诊断。因为机器是死的，而人是活的。使用检查仪器的人的经验、操作手法、拍片时机、读片的正确与否等均可能会影响检查结果。笔者有很多次都碰到一些从较偏远地方来的患者，他们的 CT 检查结果与在我们医院的医生读片的结果都很不一致。当然事后证明我们的是正确的。例如，笔者有一位同学，他的岳父存在吞咽困难，通过对其简单的检查和询问，可以初步判断老先生得的可能是食管癌，但是他在西北当地的一家较大医院的 X 线片报告却是反流性食管炎。当再找我们医院放射科的医生进一步读片后确认为食管癌，很快就进行了手术，手术比较成功。当然有一些大医院的医生也可能犯错。所以，对于一些检查报告单，我们一定要正确看待，一定要找医生好好结合临床的情况进行综合判断，不要因为报告单显示的结果没有大问题而放弃找医生从而耽误治疗，也不能因为检查单认为有问题而承受严重的心理负担。检查单报告的结果可能是正确的，可能是错误的，也可能是模棱两可的。在临床实践中，由于检查结果受多方面因素的影响，检查结果只是一个提示作用，一定要正确对待。不可不信也不可全信，一定要由临床医生进行全面的、综合的判断才可以。

高精尖检查有必要吗?

经常听到有些患者讲,有些医生没有检查结果就不能看病。事实确实是这样的。如果没有多年的经验和临床上的实践工作,许多的临床医生也只能将疾病的诊断和疗效观察寄托在一些化验检查和物理检查上。长期以后就形成了对这些检查的过度依赖。但是这也不能仅仅认为是医生的问题,而是由多方面的因素决定的。一个最重要的因素就是科学的进步。大部分的医生尤其是大医院的医生,由于有多方面的检查和化验结果可以依赖,因此,对于医生自己的"视、触、扣、听"等体检的手法和技术依赖明显下降,也认为没有必要。第二个是大医院的患者非常多,医生一般也没有那么多的时间进行这种相对比较原始的体检。第三个是那种原始的体检方法依据医生个人的经验、敏感度、动手能力的强弱、接触患者的多少,最重要的是人类的视觉、触觉、听觉和嗅觉等的分辨率相对比较低等均有关系,因而造成那种检查结果非常的不够敏感,其灵敏度比较低,因此除非已经出现了明显的表现或者到了疾病的后期,通过医生个人的五官感觉进行判断的真阳性率非常的低,很容易造成疾病的延误。

事实上,由于现代物理学和分子生物学的发展,极大地促进了医学的进步,因此,对于以前根本不可能通过医生个人的五官感觉出来的疾病征象,现代医学通过仪器或者分子生物学的检查,都可以很容易地进行早期的诊断,这也极大地促进了疾病的早期诊断和治疗工作,对人类某些疾病的预防和早期诊断和治疗工作做出了非常大的贡献。比如,现代的多排螺旋CT诊断对于1厘米左右的肿瘤即能进行准确的诊断,但是也许全世界最有经验的医生也不可能依靠自己的"视、触、扣、听"等体检的手法和技术发现体内1厘米大小的肿瘤。还有对于一些感染性疾病,不依赖于病原学诊断和药物敏感性试验,没有哪个医生能准确地选择抗生素进行针对性治疗,而依赖于病原学诊断和药物敏感性试验,则可以快速、准确地进行选择。还有很多这方面的例子,从这一点说,医生依赖现代化的检查本身并没有什么不对,这是时代的变迁所造成的必然结果。如果不依赖现代化的检查,不依赖科学的进步,那我们会永远停留在原始社会。而且随着时代的发展,将来对疾病的诊断和治疗可能更依赖于科学技术的进步，并能进行更早期的诊断和治疗，如依赖于基因诊断学、基因组诊断学、代谢组学诊断学及分子病理学等，这将具有更大的临床应用价值。当然在一些基层的医疗单位，尤其是在一些比较落后的地方，医疗设施和条件都比较差，可能对医生个人的"视、触、扣、听"等体检手法和技术更为依赖一些。但是，随着科技和经济条件的改善，医疗设施和条件都会进一步改善，因而，对个人体检技术和手法的要求就越来越低了。因此，现代化的检查可以更为准确和快速，并能进行早期的诊断和治疗，这完全可替代以前所用的听诊器等简单的器械，从这一点上说，医生依赖于现代化的检查并没有错，也很必要。因为这对医生和患者而言都是很有利的。唯一不利的就是造成了患者经济上的负担，但是在医疗保险等方面进一步完善的情况下，相信即使是基层医院也能享受到科学发展所带来的益处。而且对疾病的早期诊断和早期治疗所带来的益处远远大于经济负担所带来的不利。值得注意的是，现在一些医疗机构和体检中心开展的比如致病基因筛选、基因检测等方面的项目，由于目前大部分这类项目还不成熟，即使已经在应用的，其诊断和预测价值还是非常有限的。其主要原因在于疾病的发生极其复杂，简单的基因检查并不能说明就一定会得什么病，而基因复查阴性结果也并不表明不会得某种疾病。这类检查一般都比较贵。当然，如果经济上允许，做一下也是可以的，但是不能寄于太大的希望。

必要的检查一定要做

过多检查有过多的不利之处，但是过多检查也有其有利的一面。不利之处在于可能给国家和个人造成经济上的浪费和不必要的麻烦，有时候甚至会造成一定的伤害。有利的就是医生对于患者的情况有了更多了解，对于指导疾病的诊断和治疗具有重要的意义。比如有一位患者有下肢的血栓，右下肢有不适，由于静脉血栓常常会并发肺栓塞，因此在进行下肢的 B 超检查后，还需要对胸部拍片检查一下有无可能的肺栓塞问题。这位老先生不干了，我是腿痛，你给我拍胸片干什么啊？他认为这是医生的过度检查，故意花他的钱，但是事实上是由于他对疾病不了解造成的。由于医生没有过多的时间一一给予解释，因此可能会造成矛盾。另外一个例子是有一位 62 岁的老年患者，由于胃部不适去医院看病，由于该患者有胃病好多年了，尽管医生也考虑了一些其他疾病的可能，但是这位老先生特别的固执，我就是这个老毛病了，你给我开点药就行了。当时考虑到如果有腹主动脉瘤时就需要做胸部 CT 或者磁共振检查，这就至少需要上千元钱，医生也犹豫，患者不肯做，最后就开了点药回家，没想到回家后 2 个小时，就突然离世了。最后经过尸体解剖检查，发现死于主动脉瘤破裂。这个例子的关键就在于没有尽早进行相关的检查，导致了老先生的死亡。这种检查对于患者来说认为根本没有必要，但对于医生来讲则是很有必要的。但是由于医患双方不能就此达成共识，最后导致的结果是患者死亡，这对于患者来讲是最大的伤害，可见一些必要的检查是多么重要。但是在工作中，一些患者认为医生在为自己谋利而做一些不该做的检查，因此造成了应该做的检查患者不想做，最后还是对患者造成了很大的影响。因此在看病的过程中，患者不要太有个性或者太固执，由于专业知识的缺乏，对于一些情况并不能完全理解，这时候就应该听一听医生怎么说，不要自作主张，认为我就做这个检查，其他的就不做。再怎么说也不做，这样的结果最后受害的还是自己。

关于做多少的检查和什么时候做什么检查，这个问题有点复杂。为什么复杂呢？这是由于检查项目不但与所患的疾病和医生的想法有关，更多的时候还与患者的身体条件、患者的经济状况有很大关系。因此有时候可能会多做检查，有时候可能会少做检查，而同样的病情、同样的症状可能检查的项目和部位都会有很大的不同。例如，一个胸痛的 50 岁男性患者，轻微咳嗽，没有咳痰。如果按照常规的诊断程序，那就是先拍个胸片查一下，根据结果再看进一步的检查方案。也可以立刻进行磁共振检查。但是前者的检查可能只有几十块钱，而后者就得近一千块钱。到底做哪一个检查呢？拍一个胸片的可能就是它并不能提供什么的非常有意义的结果，但是也并不能完全否定，它还是可以提供胸部的一些情况的。尤其对于一些感染性疾病和心脏的一些变化有一定的诊断价值。磁共振可以比较全面的提供情况，但是对于患者经济负担明显加重。那么选择一个便宜但是可能没有太多价值的 X 线片，还是较贵的但是诊断价值较大的磁共振检查？这就要看医生的想法和患者的想法及其经济状况了。因此，看病时患者结合自己的经济状况，对医生讲清楚，让医生根据你的实际情况进行相应的检查。对于一些可有可无的检查，还是要让医生决定能不做就不做了；如果医生认为要做的检查，也不要坚决不做，可以多问问医生为什么要做，掌握好分寸，以免带来严重的后果。

什么是过度检查?

过度检查是指在医院接受与自身病情无关的检查过多，超出范围，或者超出了临床诊断所需要的必要检查。在临床工作中，如何把握适当的度，以避免过度检查？是一个比较复杂的问题，需要在临床工作中具体区分。这里我们只是说说在临床实际工作中的几个过度检查的例子。例如，有一位患者，有肝脏不适，由于对自己的疾病非常重视，也非常紧张。他一见医生就说："医生，请你给我多做些检查吧，在经济上没有问题。"他要求进行全面检查，如心脏的彩色超声，胸片，肿瘤标志物等。事实上，这么多的检查至少在这一次医疗行为中不必要检查那么多，而且老先生前一年才做多项检查，因而这些就是过度检查。但是老先生强烈要求，医生也只能给他做检查，因为他是自费的，医生也没有和他较真。另一个例子，有一位熟人介绍来的 21 岁男孩，患有高血压、肾功能不全、肝炎、白细胞减少等疾病。而且是农村来的，没有医保。来到医院后，一位血管外科的研究生怀疑是大动脉炎，要患者去做全身的大动脉造影。后来，又找到笔者，说看看做什么检查。笔者觉得做血管 B 超完全可以了。而且做血管 B 超还有更多的益处：第一，患者已经有白细胞减少了，那么做血管造影对身体的损伤将会进一步增加；第二，B 超由于可以动态观察，因而对看血管炎、血管狭窄和血栓等具有非常大的优势；第三，患者患大动脉炎的可能性并不大；第四，患者是自费的，血管造影的价格至少是 B 超的 10 倍以上。结合这 4 个方面的理由，笔者认为做血管造影完全是没有必要的，做 B 超检查完全可以了。如果做血管造影，这就超出了临床疾病诊断的需要，这就是一种过度检查。大家如果怀疑自己在看病的过程中存在过度检查，可以问一下医生。一般而言，大型医院是不会有过度检查的情况，最多可能是医疗技术水平上的欠缺。

如何在检查中保护自己的隐私

医院是一个人多而杂乱的地方，因为什么样的人都可能会生病去医院。而医院又是一个容易暴露个人隐私的地方，尤其对年轻女性更要注意。做一些胸部检查如拍胸片、心脏超声检查，以及妇科的一些检查等要脱衣服。因此，在医院看病时，患者一方面要注意保护自己的隐私，防止其他的患者及其相关人员可能会有意或者无意看到；另一方面，也要防止相关的医生和检查人员有意或者无意侵犯或暴露患者的隐私。虽然大部分的医生和工作人员是有素质和修养的，但是不能完全排除一些低素质医务人员的混入，自己留心才是最主要的。如果发现有什么问题或者相关的检查人员有什么不妥的举动，一定要进行询问并及时向相关的医生、部门或者主管人员投诉，并尽可能地保留证据。如果可能，可以让家属陪同检查。在穿衣或者脱衣服的时候不要对着门口或者窗口等地方，并注意观察周围的情况。

一般来说，拍胸片，心脏超声检查，以及心脏听诊时并不需要检查者与被检查者肉体的直接接触（如果偶尔不小心碰到一下也不用太紧张，大家应该可以分辨出有意和无意的接触）。前不久有一篇报道：一名年轻女患者准备在一家小医院进行超声检查，由于是第一次进行这类检查，女患者也不太明白，结果一名给患者进行超声检查的男技师将这名女患者带到另一间屋子进行妇科检查，并进行了猥亵，可是这名技师还振振有词地对这名患者说是进行体检。尽管事情最后曝光，该技师也受到了惩罚，但是这名女患者所受的精神上的伤害却久久无法消除。

因此，如果出现检查的医生或者技师等与患者的身体直接接触的情况一定要及时制止，如果有什么要求可以随时向检查人员提出，不要怕麻烦也不要怕打击报复，毕竟是社会主义新中国，是法制社会。一般医院在男医生检查女患者的身体时都要求有第三者在场。因此，女患者如果发现没有第三者，应该拒绝检查或者提出要求，这都是合乎规定的。大医院一般没有这方面的问题，但是也并不是绝对的。患者，尤其是年轻女性多做这方面的防范是没错的。

医院中防止意外伤害

一般的大医院都有一些特殊的科室，如放射科、核医学科及放射免疫检查室等科室。这些科室都或多或少的存在一些放射性物质。由于这些放射线或者放射性物质对人体是有伤害的，因此一定要注意避开这些地方，一些医院对这些地方都有明显的放射性标志。但是有很多的患者或者家属由于对这方面不太了解，经常有一些患者或者家属就站在拍 X 线片机器很近的地方（有些医院隔离措施很差），或者进行了核医学检查后，患者并没有专用的通道或者病房，而是随意走动，当然这些放射线对于只偶然一次接触还可以接受，但是对于一些危险人群如家族性肿瘤易感者、计划妊娠者或者妊娠期的女性，这就有一定的危险了。还有如果计划妊娠者或者妊娠期的女性，一定要在进行这些检查前对医生讲清楚，如果不是绝对必要那么就不要进行这种有一定伤害的检查，以免引起不良后果。

另外，一些患者到医院以后不注意，手随意接触，而且有时候在并不清洗的情况下就吃东西，这是一个很不好的习惯。且不说平时就应该注意讲究卫生，在医院这个各种患者集中的地方一定要更注意。很可能在无意当中你就接触了很多的细菌或者病毒。有时候一些传染病患者的体液或血液可能不小心残留在扶手上，椅子上，地板上，或者其他医疗用具上，如果你不小心接触了，而且也没有认真的清洗，就有可能传染疾病，从而对你的身体造成不必要的伤害。

正确对待放射性检查

去医院看病时，对于医生建议做 X 线、CT 或磁共振（MRI）检查都能较容易的接受和理解。但当医生建议做核医学检查时，很多人就非常茫然了，不知道什么是核医学检查，也不知道核医学检查有什么作用。甚至不少人听到"核"这个字，第一反应便想到"辐射"，心里难免会产生恐惧感，从而拒绝或者畏惧做核医学检查。事实上，核医学检查主要是指核素显像检查，也就是人们俗称的"ECT"检查，它主要包括单光子放射计算机断层成像（SPECT）、正电子辐射断层成像（PET）两大类检查。其原理都是将标有放射性核素的药物注入人体后，由于这些放射性物质的分布具有器官特异性，也就是说能分布到特定的组织和器官中，因此，只要探测人体内放射性核素分布情况，就可以通过其分析脏器功能和代谢状况来诊断疾病。患者口服或注射显像剂后，身体会向周围散射出少量的辐射，所以尽量减少与孕妇、婴幼儿的接触时间（相隔距离 1 ~ 2 米影响轻微），与成人避免短距离长时间接触（短距离短时间接触影响不大）。另外，患者口服或注射显像剂后 6 小时内，应多喝水、勤排尿。但绝大多数放射性显像剂通常在数小时，最多 1 ~ 2 天便从身体内完全排出或衰变完毕，所以也不必过分紧张 [2~4]。

对于 X 线和 CT 等检查，要注意检查的次数不要太多，尤其是 CT 或透视检查，因为辐射剂量比较大，如果没有必要，一年最好不要超过二次。当然，接受辐射的剂量也会因患者的身体状况、检查的部位、检查的项目、检查所用的仪器、检查者的技巧等有所不同。总之，尽可能地减少这种有损伤的检查。超声和核磁检查，就目前的医学发展看来，是对身体没有明确损伤的。如果可以用超声和核磁检查替代 X 线和 CT 检查，那么最好做超声或者核磁检查，以最大限度地减少对身体的损伤。

参考文献

[1] 周肇魁 . 肿瘤标志物糖类抗原 125(CA125)、糖类抗原 19-9(CA19-9) 和癌胚抗原 (CEA) 在卵巢良恶性肿瘤诊断中的应用价值 [J]. 现代预防医学，2012，39(17).

[2] 李芳，张福芝，周凤飞 . 对门诊核医学检查患者做详细护理指导效果分析 [J]. 中华全科医师杂志，2011，10(7): 520.

[3] 李家琇琇，雷光 . 正视核医学检查 消除传说中的"核恐慌"[J]. 养生大世界，2014(9): 34-35.

[4] 小李 . 进行放射影像和核医学检查应注意什么 [J]. 致富天地，2008(8): 23.

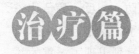

治疗篇

疾病的治疗是保持与恢复健康非常重要的一环。该不该治疗，怎样治疗，能不能将疾病治好等都是疾病治疗过程中患者非常关注的问题。这里对疾病治疗方面大家容易提出的一些问题进行了解释。

我又没有不舒服的感觉，为什么要吃药啊？

有很多年轻的患者在健康体检时发现了血压高，颈动脉软斑块，或者血脂异常等。就在门诊让医生看一下，当医生要给患者用药时，患者最常见的反应是："我没有什么不舒服的感觉，为什么要吃药呢？""指标高就高点呗，反正我又没有什么不舒服，吃什么药啊？"

对于很多老年患者朋友而言，尤其是有不舒服感觉的，已经从治疗中尝到了甜头，对于服用药物就相当的重视。但是对于年轻的患者而言，从来没有想过可能会得慢性病，要吃药，而且吃不止一种药，就感觉压力很大。其实，不愿意吃药的关键是患者还没有什么不舒服的感觉。如果有了不舒服的感觉，为了解除痛苦，就要服药，那样心里还容易接受点；而没有不舒服的感觉就要吃药，当然压力很大，这完全是可以理解的。但是，在理解的基础上，我们要更理智地对待这个该不该吃药的问题。

首先，无论是高血压，高血脂，还是动脉硬化斑块，都是慢性疾病，医学已经很早就证实了这些疾病会引起严重的心血管并发症，如脑出血，脑梗死，冠心病，心肌梗死，心力衰竭，肾衰竭等。如果不治疗，那么这些心血管并发症几乎是 100%，其后果是非常严重的。

其次，经过多年来的研究发现，治疗后的效果是非常好的。进行正规的、有效的治疗可以避免绝大部分的心血管并发症，预后得到了明显的改善。这也是近十年来心血管并发症大幅度降低的主要原因。

最后，对于那些在疾病的早期就出现不舒服感觉的患者而言，症状反而是一件好事，因为它提醒了患者要进行早期的治疗和预防。相反，病情比较严重了还没有不舒服感觉的患者，则可能是一件不好的事。这是因为人体没有更早的提出警告，提醒患者进行早期的治疗和预防，直到出现了严重的并发症时，治疗可能已经晚了。

如果没有症状，但是疾病已经很严重了，那就要赶紧进行治疗，治疗方案以治其本为主；而即使有明显症状，疾病本身并不严重，那么医生也会采用一定的手段进行适当的治疗，缓解症状，这时只以治其标为主。比如，我们医院有一位33岁的女工作人员，收缩压都180 mmHg，但是没有明显的症状，她自认为没有感觉，年龄也小，整天在医院里工作，就没有吃药，想等等再说。可是有一天，在家中做家务有点劳累，突然大脑出血100毫升，尽管后来治疗很及时。但是，脑组织损伤已经不可逆。在丧失意识2周后逐渐清醒，现在说话的能力只相当于1岁的小孩，不能独立行走，生活不能自理。笔者在门诊看病的过程中，五六年前有位女患者血压140 mmHg，就感觉自己已经非常难受，自言感觉都活不下去了。在经过治疗后，症状有所缓解，但是并没有完全消失，直到现在，患者也没有出现任何明显的并发症。

因此，该不该吃药，是不以有没有症状、有没有不适感觉为标准的，而是要考虑疾病的严重程度和是否会出现严重的并发症等为标准。

先不吃药，等等再看吧！

生病后，很多患者朋友经常由于各种原因，如有的是由于家庭原因不方便尽快去医院；有的是经济上不允许；而有的呢，则是由于感觉没有那么严重，想等等看。多年的临床经验告诉我们，正是由于这么一个"等等再看"，让很多的患者朋友失去了生命、残废了身体。这方面有很多血的教训，但是，由于大部分患者朋友缺乏医学方面的常识和知识，这样的一幕幕仍然在临床工作中经常出现，而且随着生活方式越来越不健康，这种现象还有加重的趋势。

例如，不久前，有一位朋友的父亲突然由于脑出血而辞世。朋友非常的悔恨，悔恨自己没有用心地去"逼迫"他的父亲去医院检查和治疗，如果他能再坚持一下，让他父亲去医院检查和治疗，那么可能他就不会失去他敬爱的父亲。这位朋友1年前就打电话告诉笔者，他父亲有高血压都快20年了，但是高压（收缩压）都是在 150 ～ 160 mmHg，而低压（舒张压）则是在 85 ～ 90 mmHg。由于没有感觉到明显的不舒服，所以就没有去医院检查和治疗。近一年来，这位朋友的父亲有时候会感觉头晕等不适，有一次由于情绪激动还出现了口角歪斜，但是很快就自行缓解了。笔者让他赶紧催促他父亲去医院检查和治疗。过了不久后，他说他父亲由于突然一侧肢体出现偏瘫住院了，诊断为脑出血。一星期后因抢救无效离世。他也说，他父亲在上次出现了口角歪斜后因为觉得没有太明显的症状，而且口角歪斜也可以自行缓解就没有去医院看病。想等等看，结果就变成了这样。

另外，有一位38岁的年轻男性患者，有心脏病家族史。近两年来一喝酒就会感觉到心脏不舒服，心慌和气短。虽然喝的酒也只有二两白酒，或一瓶啤酒，但是喝完后出现心前区不舒服的感觉还是挺明显的。医生建议他不能再喝酒了，尽快进行相关的检查。但是这位患者觉得有时候的些场合不喝也不行，而且心前区不舒服的感觉也一般只持续3 ～ 5分钟。1年前，由于喝酒，晕倒过一次。3天前，喝少量酒后出现了心前区不适，随即出现了严重的心前疼痛不适。住院进行冠状动脉造影后发现：左前降支重度狭窄。超声显示双侧颈动脉重度狭窄。已经达到了放置支架的标准。年纪轻轻，放好几个支架，终身服用大量的药物，而且活动已经要受到明显地控制了。其实这位患者完全可以在早期进行检查和早期治疗，其治疗效果会好得多。但也完全是由于疾病不明显，以及患者没有重视，想等等看（其内心的真实想法可能就是：问题应该不大，等等看，说不定就自己好了呢？实在不行了再去看医生），其实，如果真严重了就已经太晚了。这类疾病，如果治疗比较早，效果比较好，也没有明显的并发症。而如果治疗太晚了，不但疗效不太好，还会出现严重的并发症。大家一定要特别注意这个问题。

我不吃药，一吃就要吃一辈子呢！

无论是笔者接触的患者还是日常生活中所接触的圈子里朋友，持有不吃药的想法的人还真不少。持有这种想法的人既不是因为文化程度不高，也不是因为经济困难。进一步交流后才得知是因为持有这种想法的人认为：一旦吃上药，就离不开药了，要一辈子吃药，而一辈子吃药时间太长。

人们为什么会有这种想法？

有病了，该吃药了，如果坚持不吃药，那是要承担出现疾病加重，并且出现并发症的后果。轻者感觉不适，重者可能出现致残，更重者则可能会导致死亡。而正规地进行药物治疗，则完全可能避免致残、致死，避免不适的感觉。如果可以避免如此严重的后果，或者说只要有可能将出现这种后果的可能性明显降低，那么无论从何种角度考虑，都是应该吃药进行治疗的。

当然，对于大部分的慢性病，确实可能需要一辈子都服用药物的，也确实可能离不开药物了，时间也挺长的。可是与自己的健康相比，与致残、致死相比，难道不是更划算的一件事情么。如果是一笔交易的话，不也是收益很大的一笔交易吗？因为如果出现脑卒中，心肌梗死，则生活不能自理，那不但要花更多的钱，更丧失了做人的基本能力，生活质量几近于无，即便还活着，也是非常没有尊严地活着！而如果服药的话，基本上就可以避免这些情况的出现。如果能有尊严地活着，那多吃点药算什么呢？退一步说，那也先吃着，控制一段时间，直到实在坚持不了的时候再减少药量或者停药也比从不吃药好啊？

比如，曾经有一家子两位老人，老爷爷72岁，老奶奶70岁。10年前检查时二人同时发现有颈动脉硬化斑块。老奶奶在听从医生的建议后按医生的建议正规吃药治疗，但是老爷爷认为又没有什么不舒服，吃什么药啊？况且也特别麻烦，坚决不吃！现在的情况是：老爷爷双侧颈动脉一个48%，另一个58%狭窄，小脑萎缩，左眼失明，头晕；老奶奶没事，也没什么特殊不舒服，颈动脉硬化斑块还存在，但是10年了没有什么太大的变化，病情没有明显的进展。可见，治疗与不治疗的差别是多么的大。

因此，对于持有"我不吃药，一吃就要吃一辈子呢"这种想法的朋友们，请再好好考虑一下。该吃药时一定要吃药，服药的益处远远大于弊端，否则到时候后悔也来不及了。

为什么我的病不能治愈?

经常有患者问:"我的病能不能治好呢?是不是需要终生服药呢?"这个问题还得看具体情况而定。有些病是可以治愈的,也就是大家通常所说的治好。但是绝大部分的疾病,尤其是一些慢性的内科疾病,是无法治愈的,最多也只能是达到缓解病情、延迟发展及防止并发症的目的。比如,单纯的上呼吸道感染等疾病,如果不出现其他并发症等特殊情况,一般经过一周左右就可能会自行痊愈。但是,对于一些心血管疾病、慢性肾脏疾病、慢性肝炎等,要治愈的可能性极小。如冠状动脉硬化性心脏病、颈动脉硬化、闭塞性下肢动脉硬化等疾病,临床上基本上不具有治愈的可能性。目前医生能做的也就是通过一些如抗氧化、抗(慢性无菌性)炎症、防止血栓形成,以及将危险性更大的软斑转化为硬斑(临床上称之为稳定斑块)等。因此,是否患者所患疾病为可治愈的或者是不可治愈的,应该询问就诊的医生。并根据疾病的具体情况进行分析。

那么为什么一些疾病不能治愈呢?这主要由患者的遗传因素、身体状况、所患疾病的种类、药物的有效性等决定。目前来说,主要还是患者的遗传因素起主要作用。例如,有些人具有较多的原发性高血压的发病危险因素,如长期食用较多的食盐,从事压力比较大的工作、血脂也比较高,也有家族史,但没有患原发性高血压。而有些患者与此相反,坚持清淡饮食,工作轻松,无家族史,却患了原发性高血压。这基本上就可以解释为遗传因素即高血压相关基因异常突变造成的。大家知道,基因伴随着我们出生就不会再改变了,人体每个细胞中都具有这些基因。而且是相同的。所不同的只是基因的表达时间和空间上的差别。因此除非异常的基因能得到修复,基因异常引起的疾病是不可能治愈的。由于目前基因治疗还没有发展到可以修复或者改变致病基因的地步。因此,这类疾病是无法治愈。由于目前绝大部分疾病的发生、发展、并发症的出现等均与遗传因素相关。因此,与此相关的这些疾病还是无法治愈。但是,将来也许有希望做到。

我的病该手术还是内科治疗？

经常碰到一些患者，去内科看病时，医生说，好好吃药吧；而外科医生看了后说，做手术吧。这时患者就开始晕了，这到底是该做手术还是吃药就行了呢？似乎外科医生说的有道理，而内科医生说的也不差啊？该听谁的呢？这对于非医学专业的患者而言真是一个困难的选择。

其实，患者需要进行外科手术治疗还是内科药物治疗，都是有适应证的，不是根据感觉乱来的，尤其对大型医院来讲，疾病严重到什么程度应该做手术，什么程度吃药就可以，这个尺度把握得还是很严格的。比如，冠心病患者出现了心绞痛，那就需要先做个冠状动脉造影看看血管堵塞的情况，如果70%以上，就可以做搭桥手术，也可以放支架。一般而言，放支架的创伤比较小，但放支架一方面是价格比较高，同时，可能会对部分患者造成心理影响，还可能会出现血栓和再狭窄等方面的问题（至于支架术后能否作核磁检查，一般认为目前所用的支架进行核磁检查问题不大。但是，这种说法缺乏具备说服力的循证医学证据支持）。另外，有些冠心病患者冠状动脉狭窄的部位不适合放支架。搭桥手术的选择余地较多，绝大部分的冠心病患者都可以做。不利的一方面是因为手术创伤较大，要求患者的身体状况要足够好，而且由于再次原位搭桥手术的难度增加，因此，外科搭桥手术一般是在支架治疗无效或者无法放置支架的情况下最后的保障。具体该采取怎样的治疗方案还要依据患者的实际情况进行。如本来可以放支架，但是患者没有那么多钱，那也只能做搭桥手术。如果狭窄的部位无法放置支架，即使有钱那也只能做手术。如果患者60多岁了，身体状况也比较好，那么无论是手术还是放置支架都是可以的。这时候大家就应该明白了，无论做搭桥手术还是放支架，有时候并不是只能选择外科手术或者只能选择放置支架，而是选哪项都可以的。这时，内科医生说用支架而外科医生说手术，都是没有错的。当然，也不能排除有些个别的医院或医生为了自己的利益或目的，不该放置支架的却强行放支架，不能手术的却非要手术，但这毕竟是少数。

因此，无论是做外科手术，还是非手术的其他治疗，一定要听大夫的解释，问问清楚，根据患者的具体情况具体分析，最大限度地考虑患者的近期和远期利益才行。

疾病治疗的个体化

疾病治疗需要个体化。由于每个人的性别、年龄、身高、体重、体质等的差异，从根本上说就是由于基因存在比较大的差别，因而在疾病的发生、表现出来的体征、自我感觉出来的症状、对药物的反应等方面，均存在着很大差别。现在新兴起来的药物基因组学正是研究药物在人体的反应、药物代谢等方面的一门学科。这也就告诉人们，人和人之间存在着很大差别，即使是同样的疾病，在治疗反应方面也存在着很大的差别，因此，治疗必须个体化。

个体化的意思也就是说必须根据患者的具体情况进行针对性的治疗，不要千篇一律，每个人用同样的药物，同样的剂量而不考虑患者的具体情况。同时，还要考虑是不是还患有其他疾病。同样的疾病在使用同样的药物时，对于年龄大的、身材小的、体重轻的和体质差的，还有肾脏功能差的，以及一些有相互作用的药物在使用时，剂量要相对小一点；反之，年轻的、身材高大的、肥胖的及体质好的，病情比较重的，药物的剂量要相对大一点。这些只是简单的举例，具体情况还必须由医生根据具体的情况进行调整才行，患者不能自行调整。

治疗个体化的好处是显而易见的，如可以用最少的药物达到治疗效果，从而减少药物的不良反应，也可以减少药物的用量，由于有些药物在剂量不够时作用不是很明显，这时就可以避免一种药物可以解决的问题用到第二种，对患者也是有很大益处的。但是在实际工作中，有些患者根本就不考虑这些问题，认为我和别人患者同样的病，为什么给他用那种药而给我用这种药物？是不是对我有意见？其实医生是根据患者的具体情况进行的治疗，也就是个体化治疗，患者千万不能有那种想法。例如，对于有高血压伴心律比较快的患者，如果使用 β-受体阻断剂类药物就很好；但是如果患者有高血压伴心脏传导阻滞，这时候再使用 β-受体阻断剂类药物就不合适了，应该禁忌才对。从这个例子大家就可以看出来同样的高血压，某种药对一些人是很好的选择，而另外一些可能就是禁忌证了。因此千万不要自己根据别人的用药经验，自己调整药物，一定要经过医生进行调整才安全。

吃着药呢，生活方式还需要改变吗？

临床上经常有些患者一边吃着降压药，一边吃着高盐饮食；一边吃着降脂药，一边吃着大鱼大肉；一边吃着降糖药，一边吃着甜食。还自得其乐，美其名曰"痛并快乐着。"

这里所列举出的例子正是目前很多患者的真实写照。由于喜欢吃高盐饮食，才可能诱发（导致）高血压；由于大鱼大肉的生活，才增加了出现高脂血症的概率；而由于喜欢甜食，才容易出现糖尿病。当已经发病了，这就表明血压升高、血脂异常和血糖升高已经超出了人体的代偿能力范围，所以才需要药物的帮助来纠正人体出现的这些异常。但是，药物的作用是有限的，而且药物也不能无限制的增加下去，这是因为随着药物剂量的增加，不良反应会明显增加的。所以，都已经进入疾病状态，已经在服用药物治疗了，这时候一定要忍住，不能再随心所欲地生活，想吃啥就吃啥，那是不行的。一定要在医生的指导下，进行生活方式的改变，这有利于身体恢复健康状态，减少药物的用量。

但是，也存在另外一些完全相反的状况，有些患者比较能听从医生的建议，改变生活方式的力度非常的大。有的听医生说要清淡饮食，就几乎不吃一点儿盐。后来一查血液，都已经低血钠了。有的几乎顿顿吃水煮白菜，一点油没有，血脂已经非常低了；而有的则几乎几年都没有好好吃主食了。

其实，健康的生活方式，除了适当运动，心态平和外，合理的膳食非常重要。这里的合理膳食既不是随意吃喝，也不是苦行僧式的生活，而是适量的控制。根据疾病的状况，由医生提出具体的饮食和生活方式的方案，再配合药物的治疗，才能更好地有利于疾病的治疗。

贵药就是好药吗？

经常有患者给医生说："给我用点好药"；也有的患者更直接地说："给我用点贵的药。钱不钱的都不是问题"。且先不论药的贵与便宜。一般人的心理，只要是贵的东西，那肯定是好的。这可能主要来自于我们在日常生活中的一些经验，如好东西经常都比较贵，因而我们从中反推得到的结论是贵的东西就是好的。具体的例子就是如果我们买辆车，那么贵的肯定比便宜的好。再比如，我们买房子，贵的肯定在地段、质量和结构上要优于那些便宜的。因此，能这样说话的人，肯定是在心里有这样一个基本的判断，即药品越贵越好。那么是不是药品越贵就越好呢？有没有最好的药呢？

一般而言，只有最合适的药，而没有最好的药。或者说最好的药其实就是最适合你的药。这是因为每个人的具体情况都不同，如年龄、性别、体重、对药物的反应性、疾病的轻重和类型、是不是不同时患有其他疾病等。这些因素都决定着使用某种药物是不是最合适的，或者说是最好的。只要选择与你的病情相符的、与你的个人情况最相符的、不良反应最小的药物，可能就是对你而言最好的药物。当然，由于现代科学技术的发展，出现一些新的药物剂型，这些剂型有助于吸收、可能会减少药物对胃肠道的刺激作用、有的可能只用每日一片但是药效能维持 24 小时等，这些剂型我们通常称之为控释片或缓释片。这种剂型与通常用的普通片剂相比，当然具有很大的优越性。但并不是说这样一来人人都吃这种控释片就可以了。这是因为有些人的病情较轻，或者本来病情比较稳定，有时需要少量的药物即可控制，这时如果使用这种剂型的药物就经济上不划算，服用也不是很方便，这时可能使用普通片剂更好一些。也就是说，在一些条件下，确实存在着一些可能比较好的药物，但是这只是相对的，而不是绝对的。而且这些情况要由医生去对您的具体情况进行掌握，对您应该服用的药物进行调整，而不要简单地认为贵药就是好药。

另外，让我们看一下药品的定价及影响药品价格的因素。药品价格管理实行政府定价、政府指导价和市场调节价 3 种形式。政府定价的药品，经营者应严格执行规定价格，不得擅自调整；政府指导价的药品，经营者在不突破政府规定价格范围及符合有关规定的前提下，自主制定购销价格；市场调节价的药品，由经营者自主制定价格。从源头来讲，一方面是原材料、加工成本、运输消耗、销售等因素决定的，另一方面倘若该药有专利等知识产权，此药品还会与其他同类产品有着天差地别的价格，即使是一样的药品，在不同的省市，甚至不同的医院，药店价格都不同。

同一药品，同一厂家，在不同地方销售价格就可能不一致。对于同样的药品，厂家不同，质量不相同，价格也不一样，但质量都是合格的。对于不同的药品，则不具有可比性。因此，对于同一药品，价格高的也不一定质量就高。对于同一类药品，如抗生素，是不是价格高的就一定好呢？可能完全相反。这并不是说价格高的药不好，而是价格低的药物如青霉素可以解决的问题，何必用价格高几十倍的头孢菌素呢？

因此，药品的价格与效果没有必然的联系。您可以就诊时表明您经济上比较宽裕，医生可能在检查手段的使用、检查项目和药物的使用上选择的余地更大些，比如如果对肠溶阿司匹林可能比较敏感就可以选择氯吡格雷，否则医生就可能选择其他不良反应较大的抗凝药品，尽管氯吡格雷的价格可能要比肠溶阿司匹林贵几十倍，这并不能说明氯吡格雷的防血栓效果就肯定比肠溶阿司匹林好几十倍。因此，不能说价格越贵的药品就越好。

不要自己给自己看病

有些患者，尤其是一些老年人，由于有了一定的人生经验，有些还是有相当高的文化层次的，一些还是有名望的科学家或者单位的领导。这些人，最常见的一个问题就是非常的自以为是，甚至可以说非常的固执。他认为什么药好，他说他就要吃那种药，因为别人说吃了效果好，广告也说能治疗相似的疾病。但是由于有些药明显的不对症，因此，有时候医生也很为难，要花很长的时间去说服他们。当然，医生也可以对他们听之任之，但是那样的结果对患者非常有害，甚至可能会延误病情。

实际上，有时候医生需要调整用药，这是很正常的事情，在患者眼里：我吃得好好的，又没有什么不舒服，为什么给我调整药啊？是不是医生有想什么特殊的想法？到底对不对啊？就像笔者遇到的一个老太，72岁了，由于是高脂血症，开始是胆固醇高，老太太吃了4年多的辛伐他汀，最近一次检查结果显示胆固醇已经正常还偏低一点，而她的三酰甘油还是比较高，这时需要给她调整一下药物，但是这个老太太就是不肯，说她以前一直吃辛伐他汀，挺好的，为什么要给她换？给我开的"阿昔莫司"太贵了，就给我开辛伐他汀。其实，吃过降脂药的人都知道，这两种药的价钱其实差不多，要开"阿昔莫司"一方面是这种药物的不良反应非常的小（目前是降三酰甘油的药物里作用比较好，而且不良反应也比较小的药物），而另外也有一种非常便宜的也是主要降三酰甘油的药物，但是不良反应太大。对于老年人，如果经济上允许，我们还是希望能用一些不良反应比较小的药物，这是因为老年人本来就是各种器官的机能老化，加上疾病的损伤，如果还用一些不良反应大的药物，极有可能造成得不偿失的后果，对身体造成更大的伤害。这还不是关键的问题，关键问题在于这位患者现在的情况是三酰甘油高，如果继续给她用辛伐他汀就不合适了，当然辛伐他汀也有降三酰甘油的作用，但是一方面辛伐他汀的不良反应要比阿莫西司大，还有就是用主要降胆固醇的药物来降三酰甘油本身就是违反了疾病治疗的基本原则，有针对性强的药物却用作用弱的药物，而且潜在的不良反应比较大，这样用药到底是医生的责任还是患者的责任？当然是医生的。也可能有人会说老太太要啥你就给开了呗。但是如果不出事故倒没有什么，如果出了事故呢？受伤害的是谁呢？首先就是老太太自己。精神上、肉体上都会受到大的伤害。所以，老太太没有明白的是，她的疾病状况发生了变化，药物也需要进行调整（这也是一些疾病要求至少一个月去医院一次的原因，其目的并不是为了挣挂号费）。如果一直用同样的药物是很危险的，不能因为你以前吃过某种药，效果不错，那么就一直吃这种药。

还有一次，也是一位60多岁的李女士，看病时让医生给她开一点治疗蛲虫的药物，医生就问为什么要吃这种药物啊？她说经常晚上感觉到肛门周围发痒，可能是有蛲虫。医生问你化验过吗？她说："我查过两次说没有。"医生问痒的厉害吗？她说不是很厉害。后来问了其他一些相关的表现。李女士所说的都与蛲虫病的表现不一致。医生就问："那你为什么就认为是蛲虫病呢？痒的原因有很多种。为什么就单是蛲虫病呢？"她说："我感觉就像是蛲虫病"。医生又问她是否吃刺激性的食物，她说是；是否天天清洗，她也说是。最后医生告诉她，建议她少吃刺激性食物，好好清洗肛门周围。如果还有不适再来复查。一周后，李女士给医生来电话说，已经不痒了。李女士终于不用吃抗蛲虫的药物了，省钱省事还没有了潜在的不良反应。如果医生不再多问而直接开了药，不但没有作用，也会给李女士造成不该有的损失。

在这里笔者希望所有的患者都要注意。不要太相信自己的判断力。也不要太主观武断。医学是科学而不是经验。作为医生，如果主观武断都会出现错误，更何况不具备专业知识，也没有受到过专业训练的患者呢。而且，这里要提醒大家，在医院里，几乎所有的医生都不会希望把你的病越治越差，都希望越治疗越好，为了达到这个目的，医生在想尽一切办法进行着这样的努力，所以所有的患者都应该对医生多一份信任，而不是在一些不负责任的媒体的炒作之下，对医生存在着极大的误解和防范之心，那样一来，医患关系差，医生治疗时难度增加，医生用药时会缩手缩脚，患者不按病情去服药，最终受害的还是患者本人。

将吃药当成生活的一部分

吃药确实是一种非常麻烦的事情，不但要记住吃药的时间，有的饭前吃，有的饭中吃，有的饭后吃，有的睡觉前吃；吃多种药物的要分开吃，西药、中药要分开吃（担心共同服用影响药物的作用）。如果一天只吃一次还好点，关键是大部分的药都要一天吃3次，少部分西药吃一次或两次。有时是吃了这种忘了那种，有的患者每天几乎用了大部分的时间在服药。因此，特别麻烦。那么对于这种情况，怎么办呢？

笔者的建议是在医生同意的情况下，能将一起服用的药物一起服用，这在一定程度上可以减少服用药物的次数。另外，我们可以将所要服用的药品放在一个小桌子上，上面写好什么时候该服用什么药品，每次的用量及每天服用几次。外出时就用自己标记清楚的，这样就不会多吃或少吃；也可以让自己的子女或者家人给自己提醒一下，以免忘记。事实上，如果患了慢性病，服用药物确实就变成了我们生活的一部分。可能每天都要服用好几种药物，每天都要服用好几次。而且还要几个月、几年甚至终生都要坚持服用，就如同吃饭一样，有时甚至比吃饭还要更为重视。饭可以少吃一顿影响不大，但是如果药少吃一次，可能会出现较大的影响。

因此，患者朋友在生活中，对吃药的问题一定要从思想上重视起来，将吃药当成生活的一部分。不要像有些患者，服用药物的随意性很大，想起来就吃一顿，想不起来就不吃。有时多吃一点，药比较少了可能没有时间去医院时就少吃一点，将吃药当成生活中一个很随意的事情。这是非常要不得的。虽然服药像吃饭一样，但是不能随意到那种地步，随意吃药对有些疾病可能会影响不是很大，而对于有些疾病，可能会出现严重的问题，不要想当然地认为就一顿没吃，没什么了不起的。例如，降压药一顿不吃血压就可能很快上升，如果本来就存在着血管硬化等情况，再出现激动一类的情况就完全可能会诱发脑卒中等危险。这一点要特别提醒广大患者朋友注意。

吃饭是为了活着，吃药是为了活得更好

经常在新发现疾病时，患者问："大夫，能不能不吃药啊？"每个人都要吃饭，这是因为我们要活着。因为要活着，我们不但要吃饭，而且还要吃饱、吃有营养的食物。但是人吃五谷杂粮，不可能不出现这样那样的疾病。得病了，不吃药。那么，所得的病怎么办呢？任其自然发展吗？

有些疾病，比如，一些外科疾病如甲状腺手术等无污染的手术，在进行手术后真的就不用服用任何药物。但是，在大多数的情况下，我们还不得不靠吃药来维持我们机体的功能正常运行。如长期服用降压药物以维持正常的血压，服用降糖药以控制血糖于正常范围等。但是长期服用药物除了增加了经济上的负担外，也明显影响了日常生活，造成了一些麻烦；还有可能出现一些药物的不良反应。这个时候，为了我们的疾病早日恢复和身体健康，我们不能因为有以上的原因就停止不该停止的药物，减少不该减少的药物用量。从思想上，我们也必须进行新的改变。这就是为了更好地活着，我们要将吃药当作生活的一部分，而且是生活中一个非常重要的部分。之所以说重要是因为吃药能缓解我们的病痛、延长我们的寿命、挽救我们的生命、解除我们的痛苦。所以说吃饭是非常重要的一件事情，吃药也是一件非常重要的事情。所以，吃饭是为了活着，吃药是为了活得更好。为了更好地生活，我们一定要坚持、坚决地吃应该吃的药，同时拒绝不该吃的药。

输液比口服药好吗?

经常有一些患者到医院看病就要求医生给自己输液,如果是住院患者就对输液更为重视了。如果不给他挂个输液瓶,他就觉得并没有给他进行治疗或者至少没有很好地进行治疗,还在病友之间进行比较,如果挂的药多,患者自己还沾沾自喜,好像是自己得到了更多照顾似的。这是因为他们心中都有一种想法:凡是挂了输液瓶的才是进行了治疗,凡是进行了输液的就是得到了医生重视。其实在门诊也好,住院治疗也好,输液是有适应证的,不能一去医院就输液。一些患者可能因为以前输过液自己感觉有一些好转,从此便对输液有了心理上的依赖。认为输一点液就会好了,因而常主动要求输液,尽管有时候他自己也知道其实输液的那会儿还好点,输完后很快也就没有反应了,但还是坚持要求输液。

另外,在社会上也存在着一些不适当的做法,如每当到了秋冬季节大家就开始一轮输液潮,也有的患者不知道从哪里得知说输液尤其是一些活血的药可以疏通血管,因此每年都要求输两次液。即使病情稳定也这样要求。其实,输液是针对急症和重症,或者口服效果不好时才用,而完全不是想输就输的。

其实输液不输液,其适应证应该掌握在医生的手中,医生认为你需要输液,自然会给你输液,而不需要的时候,你如果强烈要求,医生也会给你输。但是请记住一点,这样做对你自己没有什么好处,反而会出现这样那样的坏处。如药物过敏反应、发热反应、心功能障碍、药物毒性反应及急性出血等。如果你不存在输液的指征,在大多数的情况下医生会劝你不要输液,如果你需要输液,医生会主动给你输液的。

放血疗法靠谱吗?

在门诊诊疗过程中,一次有位患者和笔者谈起放血疗法的问题。说有熟人向他推荐放血疗法，问笔者他是否可以进行放血治疗。这不由得使笔者想起网络在 2011 年 8 月的一个报道，说是北京某中医诊所的一位医生专用放血疗法给人治病。有一次，给一位患者一次性放了 850 毫升的血 [1]。另外，也有中医医生对患者的一些疾病采用放血疗法，（其放血量多的有 200 ～ 300毫升，少的有 1 ～ 2 毫升）并对这种治疗方法的适应疾病和疗效进行了说明。那么是不是应该有放血治疗方法？在解决这个问题之前，让我们先回顾一下"血"到底是什么。

血液即是我们通常所说的"血"，它是液体形态。血细胞部分是由有固定形态的红细胞、白细胞和血小板 3 部分组成的。血浆中含有 90% 的水分，其他的主要成分是血浆蛋白、脂质、激素、营养物质、代谢产物、酶类、电解质、微量元素和血液气体等。红细胞由骨髓生成，在血管中经过 120 天的过程之后经过脾脏、骨髓和肝脏中的巨噬细胞处理后消失。而其他的各种成分和营养物质都要经过体内复杂的过程进行吸收、合成、分泌和处理才形成。因此，每一滴血都是人体经过比较复杂的过程才形成的，需要很多的养分，因而也是比较珍贵的。那么，动辄放血进行治疗，并不是一个好办法。

可能有人会说，不是其中也含有大量的废物吗？有些"中医医生"说是"脏血"，应该放掉。甚至说身体表面那些紫色或者黑色的地方就是"脏血"。其实，人体内的血液是循环的，送去营养和氧气，带走代谢产物，而且会相互融合。那些代谢产物在经过肾脏、肝脏和肺等会被自动清除掉，清除掉代谢产物后含有的废物量就大大降低了。那么放血时能放出什么来呢？即使可以放掉一些代谢产物，可是机体有正常的排泄代谢产物的方式，为什么必须要通过放血的方式呢？如果说是外伤后的坏死组织和废物，清除掉是正常的，而从正常的血管中放血却是很难让人接受的。至于所说的发黑那是因为静脉血本来就是这种颜色，是因为其中的氧气被机体利用后红细胞中未氧饱和的血红蛋白本身的颜色，何来"脏血"一说？

从另一个角度而言，到底有没有哪种疾病需要放血治疗呢？目前在西医而言还没有一种需要必须所谓的"放血"治疗。即使是真性红细胞增多症这种疾病。也完全可以通过药物治疗、手术脾脏切除等进行治疗，也根本不用"放血"这种办法。其他如高血压、心脏病、高脂血症和高黏血症等，药物治疗既安全又有效。很多这类患者，即使有很重的临床症状，经过中药和西药的联合治疗后，症状很快好转，化验指标也转为正常。而且，所谓的"放血"治疗危害极大，且不说损失了大量有用的营养物质，而且造成身体伤害、继发感染、血栓形成、贫血甚至脑梗死等。同时，由于放血的刺激，机体可能会反射性产生更多的红细胞，从而造成血黏度更高、血压也会反弹性升高，更会容易出现血栓和脑出血等。

事实上，在世界各地的早期疾病治疗史上大都有过所谓的"放血"疗法，如《黄帝内经》就明确地提出刺络放血可以治疗癫狂、头痛、暴暗、热喘、衄血等病证。但是由于如上所述的原因，而且该方法是一种缺乏临床研究的治疗方法。因此，尽管对于某些疾病可能具有一些明确的疗效，但是，随着医学科学的发展，放血疗法基本上已经退出历史舞台，只有极少数的人在采用放血疗法进行疾病的治疗。

总之，我们认为有比"放血"疗法更好的治疗疾病的方法。在患病后，一定要去正规医院进行正规治疗。且不可听信传言或者有些人所谓的亲身体会，或者个别媒体的报道，便信以为真，从而给自己的身体造成不该发生的更严重的损伤。换个角度想一想，如果"放血"疗法真是一种好的治疗疾病的方法，那么经过历史上、全世界范围内那么多年的临床使用后，怎么可能会从使用较多变为逐渐减少并将可能消失呢？

扎紧手臂能增加耐受缺氧的能力吗？

这是一个经常来看病的患者告诉笔者的。当笔者看到量血压的胳膊上有很多红色的印迹，便问她怎么了，她说是她在电视上××医院的副院长说的，说用量血压的袖带在胳膊上扎 3 分钟然后放开，每天这样做半小时，可以增加耐受缺氧的能力，防止得脑血栓。不知道这位患者是否说的是事实，但是她这样做了。笔者听了后很吃惊。因为这种事情对于大多数她这样 70 岁左右的人而言，非常危险。

医学研究发现：血栓形成有 3 个基本条件：①血液高凝状态；②内皮细胞受损；③血流动力学改变[2]。扎紧胳膊，则意味着血管中的血流阻断。而老年人经常存在的问题是由于生理性的原因或者老年性动脉硬化等，血管内皮细胞受损分泌功能明显下降，血液中一些与血液凝固相关的因子分泌增加，抗凝血的相关因子的分泌则下降，因而血液处于高凝状态。血管由于长期的高血压、糖尿病及高脂血症等原因出现动脉硬化斑块等，这意味着血管内皮细胞已经受到明显的损伤。如果人为地阻断血液流动，改变了血流动力学，则非常可能出现小血栓和微血栓。如果对于无上述危险因素的年轻人，可能这些小血栓会很快溶解。但是对于已经年龄比较大、身患多种心血管疾病的老年人，则是非常危险的一件事情。这些小的血栓可能会随着动脉和静脉血液流向肢体的远端或者流向心脏，并再次随着动脉血流栓塞到肢体、心脏、脑、肾脏等部位，会造成眼底动脉栓塞、脑梗死等，因而具有很大的危险。

扎紧胳膊只是增加了胳膊这个部位的耐受缺氧能力而对于脑血栓应该是没有任何作用。如果有作用也只是通过缺氧刺激一些与红细胞增生相关的细胞因子的生成，继而红细胞生成增加。这种红细胞的增殖可能会增加组织的供氧量，可能就是所谓的"防止出现脑血栓"。由于在正常海平面上，人体的红细胞的血氧饱和度已经基本达到了饱和状态，如果机体再出现类似于缺氧的状态，人体则只能通过增加红细胞的数量来增加氧的供应。红细胞的增加会引起血黏度的增加，而血黏度的增加会引起血流阻力的增加并因而引起血压的升高。有高血压的患者要非常注意。同时，血黏度的增加会进一步引起如上所述的血栓形成的危险增加，因而更容易形成血栓。

总之，这种做法的危害远远大于其益处。一方面在于这种作用的益处非常小，几乎可以忽略不计。另一方面，其危害则是非常的巨大。因此，笔者建议大家还是不要做这种既没有多少益处而害处又很大的所谓的"治疗"方法。如果真的需要治疗，到专科去看医生，针对自己的具体疾病情况选择科学合理的治疗方案，千万不要轻易听信一些未经过正规的、科学的研究和试验，而仅仅通过自己的想象和某个人的经验而做出对自己可能造成巨大危害的事情来。

参考文献

[1] 琳文 . 放血疗法：中西医运用各不同 [J]. 现代养生，2012，11(6):15-16.

[2] 王桂清 . 血液动力学在血管重构中的作用 [J]. 基础医学与临床，2004，24(3):264-268.

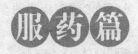

服药是疾病治疗中一个非常关键的问题。选择合适的药物、正确的服药方式有利于疾病的治疗和早日康复，而不适当的用药和不适当的服药方式则不仅不利于疾病的恢复，并且有可能延迟疾病痊愈。

怎样看药品说明书

药品说明书，在每盒药或者每瓶药中都有。主要是对药物本身的一些相关的说明，其中包括药物的名称、化学结构、性状、药理和毒理、适应证、用法、用量、不良反应、禁忌证、药物的相互作用及特殊人群如老人和儿童的用药等。如果对于药物或者医学知识比较熟悉的人，可以好好阅读一下药品说明书，这有助于在用药时更好地避免一些不必要的麻烦。但是如果一点相关的知识也没有，只是临时用药，自己也不是相关的专业人员，如果太仔细地研究药物的说明书的话，将会对自己的生活和用药产生极大的不利影响，并对疾病的治疗可能产生巨大的影响。那么怎样看药品说明书比较有效呢？

首先，应该关注的是药品的名称和剂量。对于同一种药物成分，其化学名称是医学专用名称，一般用英文或译文表示，是世界通用的。但是商品名则是生产厂家为产品取的名称，不同的厂家可以为一种药品取不同的名称。因此，完全相同的一种药物，其商品名则是五花八门，大相径庭。为了防止混乱，管理部门已经将处方开出的药品统一为化学名称。虽然化学名称一样，您在看病时所拿到的药品则可能完全不同。这些不同既可能是完全相同的药品即药物的化学名称、每片的剂量和剂型完全一样，也可能是化学名称相同，但是剂量（如 5 毫克或 10 毫克）和剂型（如片、胶囊或滴丸）完全不同。在开药的时候要给医生说清楚，如果说不清楚就最好带着说明书。这是由于在不同的医院、不同的科室甚至不同的医生，都可能给患者开的同一个化学药物，但是其生产厂家和剂量都不同。因此，在服药前一定要看一下说明书，这样确保同一个化学名称的药物，其剂量和剂型都是相同的。如化学名为肠溶阿司匹林片的药物，目前可以使用的有 25 毫克的肠溶缓释片、40 毫克的肠溶缓释片、50 毫克的肠溶缓释片、100 毫克的肠溶缓释胶囊、100 毫克的泡腾片、还有 100 毫克的拜阿司匹林片等。不同的剂量和剂型，其使用目的也不相同，如有的用于治疗一般性疼痛，有的用于治疗发热，有的则用于治疗和预防脑梗死、短暂性脑缺血发作、下肢深静脉栓塞、急性动脉栓塞等。这里我们看说明书的目的，主要就是核实剂量。

其次，看功能与主治，有可能完全相同，有可能有所不同，也有可能根本在药品说明书中没有提到。这也根据疾病不同，医生可能有不同的使用方法，一般情况下不会出现错误的情况，这是因为医生基本上都使用自己熟知和了解的药物。但有时候为预防意外，患者朋友也应该看一下，如果有疑问可以尽快问一下医生再服用比较安全。

再次，注意看药物说明书中所提出的禁忌证和慎用的情况。如果您的情况符合禁忌证，千万不能用；如果属于慎用之列，尽量不用。如果要用也必须经过医生的确认。

最后，正确理解药物的不良反应。临床工作中，常常遇到这样的问题：一些患者或家属，看病后第二天找到笔者说："看了药物说明书后，感觉不良反应太严重了，不敢吃药。"事实上，问题根本没有那么严重。由于医生在给患者开药时已经考虑了可能出现的不良反应，患者完全可以放心去服用药物。

不要过于纠结药物的不良反应！

门诊上经常碰到有患者拿了份药品说明书说："医生，你看，这药能吃吗？一大篇都是讲药物的副作用的。这药的副作用怎么这么大，就像毒药一样，都吓死人了，怎么能吃呢？"

老百姓俗称的"副作用"就是指药物的**不良反应**，是指药品按正常剂量服用时所出现的与药品的药理学活性相关，但与用药目的无关的作用。可给患者带来不适或痛苦，一般都较轻微，大多是可以恢复的功能性变化，停药后即行消失。不良反应产生的药理基础是药物作用选择性低，作用范围广。当药物某一效应被用为治疗目的时，其他效应就成了不良反应，可见不良反应是药物固有的作用。用某药治疗疾病，必须用治疗剂量，这样不良反应也就会随之出现，是不可避免的。

但也不必"谈虎色变"，甚至讳疾忌医。因为不良反应是可以预知的，并且是可以设法纠正或消失的。主要原因有如下几个方面。

第一，药物的不良反应是有限的，药品说明书上所说的药品的不良反应并不是每个人都会出现，也不是每个不良反应都会出现。对大部分的患者而言，只有很少一部分或者个别的不良反应会出现，大部分的不良反应并不会出现。也就是说如果某药有10种不良反应，患者甲可能会出现第一种和第二种不良反应，患者乙可能出现第三种和第五种不良反应，而患者丙可能根本就没有出现任何不良反应。出现这种现象的主要原因与每个患者的个人体质，也可以说基因差异有关，也与是否同时服用其他药物和患者其他疾病等有关。

第二，药物不良反应的发生率比较低。也就是说绝大部分的药品的不良反应，只有千分之几或者万分之几的发生率，这意味在一千个人或者一万个人中，只有几个人会出现某个药品的不良反应，概率和买彩票的中奖概率有点相似，甚至更低。

第三，因为已经知道了某种即将服用的药物可能会出现什么样的不良反应，因此，可以尽量去避免一些这方面的不良反应。例如，抗高血压药美托洛尔有减慢心率这一不良反应，硝苯地平则有加快心率的不良反应，二者合用则降压作用互相协同，而影响心率的不良反应可以互相抵消。另外，即使用药后出现不良反应也不必惊慌。可以通过告知医生，让医生停药、减药或者换药来减少或去除药物的不良反应，如果非得用这种药进行治疗且没有其他合适的药物选择，也可能通过增加一些减轻不良反应的药物，如为了预防和治疗冠心病、动脉硬化等，通常都要使用他汀类药物进行降脂、抗炎、稳定斑块等治疗。但是他汀类药在一部分患者中会出现肝功能异常，但是还没有什么药物可以替代他汀类药物的作用。为了继续使用他汀类药物，同时也为了能防止他汀类药物对肝脏的损伤作用，我们通常是增加一种保护肝功能的药物。这样，既可以使用他汀类药物，同时患者的肝脏功能也得到保护。

医生一般在给患者开药时，会先问你吃过什么药，效果怎么样，有没有不良反应，现在还吃没有吃其他的药物，还有没有其他的疾病等，其实医生在问你这些问题时不但对你的疾病进行诊断和判断，而且已经在为你适用什么样的药物做准备了，只不过他没有时间对你一一解释和说明罢了。因此，对医生的处方你大可以放心去吃（这一点当然是建立在你找到的医生具有较高医术的基础上的，如果对于一些医术较差的医生，你还是应该慎重一点），但是一旦在服药的过程中有不适的感觉，不管说明书上是否已经有提示，你还是应该立即去就医，将你的问题讲给医生听，不要强忍，怕自己麻烦或者麻烦医生，你的健康是最重要的。其实在门诊工作中，经常发现一些年龄比较大一点的患者，对这个问题尤其关心，其实这是对的。每个人都应该对自己的健康多加关心。但是如果在吃药时过度的小心，那就不好了，而且可能会有害处。例如，有一位老太太，由于血脂高来看病，当她知道降脂药的不良反应都比较大时，就问不吃行不行？医生说不吃的话，根据研究的结果心脑血管疾病的发病率会很高很高，就可能要冒很大的患心脑血管疾病的危险，而心血管疾病的危害是很大的。老太太问，能不能吃不良反应最小的药？医生说，可以在一定范围内进行适当的选择，但是选择的余地并不大，因为没有不良反应的药物恐怕是不存在的。俗话说饭吃多了还伤身呢，就更别说药了。关键问题是你吃了药物后，你的生活状况有了好转，可以正常生活，而不吃药，有时候可能就危及生命。

因此，对于药物的不良反应，正确的做法是不要畏惧，由于药物在上市之前都做过大量的临床试验，尤其是对人体危害大的不良反应，如致癌、致畸、致突变，长期毒性，短期毒性，消化系统、呼吸系统、生殖系统、神经系统等的毒性实验，已经用高于人类使用剂量的十倍甚至几十倍的剂量做过动物实验，而且还要做一些人类的临床试验，因此，一些不良反应很大的药物是不会进入到临床应用阶段的，而进入到临床应用阶段的药物其不良反应基本上都已经在人们的控制之下，也在可以耐受的范围之内的。另外，虽然药物有不良反应，但是它能解决疾病带来的更严重的问题，因而对患者而言药物的治疗和预防作用更为重要。因此，吃药时的关键问题在于吃药和不吃药哪一种选择对你更为有益。而且医生在你看病时也会针对你的各种情况选择不良反应最小的药物，或者说将一些药物的不良反应也尽可能地变成好的治疗作用，比如，如果有一点心肌缺血，还有记忆力下降，甚至有耳鸣，这时候选择单纯的银杏叶制剂可能就可以了。如果有头痛，血液又比较黏，有家族性的脑梗死病史，用如脑安颗粒、天丹通络胶囊等药物，就很有好处。如果经济上又比较困难，那么至少可以吃点肠溶阿司匹林，也有一定的效果。总之，医生会尽可能根据患者的病情和其他情况选择更适合的药物进行治疗，把不良反应降到最低的。

所以，在服用有不良反应的药物时，一般都应定时检验有关血液和尿液等，以观察药物的不良反应。如果发现异常，及时调整用药的剂量和间隔时间，必要时停药或改用其他药物，从而避免药物的不良反应。所以对于药品的不良反应应该做到了解并引起重视，但是，不要一看药品说明书就吓得不敢吃药；或者在医生的劝说下带着极大的心理负担，战战兢兢地吃药，甚至偷工减料，少吃药。这种心情都能理解，但是这种做法不值得提倡，想想心脏都已经快坏了、不能用了，与可以保护或可以恢复的肝脏功能和肾脏功能相比，我们还纠结什么药物会影响肝脏功能和肾脏功能的问题呢？

药品的适应证与所患疾病不一致怎么办？

由于人类先有了某种疾病无法解决，医药工作者们才通过对疾病的研究和试验，寻找到了可以对疾病具有一定治疗作用的药物。因此，药物是依据疾病被发现或者发明出来的。药品说明书中的适应证、不良反应和禁忌证则是经过细胞学实验、动物实验、临床前试验、临床试验等反复证实，确实对人类疾病具有治疗或预防作用的生物或者化学物质的必要说明。既然是针对疾病而研制的，那么药品说明书中的适应证必然要与患者所患的疾病是一致的。也只有一致，才可能达到最大的治疗效果、最小的不良反应或者不良反应。所谓药物的适应证就是指该药物对身体产生的药理效应可以对某些疾病起到好转的作用，这些疾病就是该药物的适应证。例如，抗生素类药物——抗感染，用于各种细菌感染；健胃消食片——健胃消食，用于脾胃虚弱，消化不良；降压药——降低血压，用于高血压的治疗；咳特灵胶囊——镇咳，祛痰，平喘，消炎，用于咳喘及慢性支气管炎。如果是这类情况，那么患者都能理解，不会产生什么疑问。但是，对于高血压患者，如果应用阿司匹林，仔细一点的患者就会看看说明书，结果发现："不对啊？可以用于镇痛、解热、抗炎、抗风湿，关节炎，抗血栓，儿科用于皮肤黏膜淋巴结综合征（川崎病）的治疗，没有一项说用于高血压啊？为什么医生要给我开这种药物呢？不会吧？弄错了吧？"结果就不吃阿司匹林。等下次再去开药时会振振有词地对医生说："怎么给我开阿司匹林呢？你看，我根本没有说明书上讲的这些病（症）啊？"

这类患者，医生可能碰到的也比较多。对于这类患者非常仔细的态度，还是值得肯定的。但是，我们通常都会给患者好好地解释一下——其实最好事先说明一下，以免患者由于不理解而不进行治疗，延误治疗。那么为什么高血压患者要给予看似风马牛不相及的阿司匹林进行治疗呢？原因主要在于研究发现：高血压患者通常都存在着血管内皮损伤，而这会减少血管内皮细胞分泌抗凝血物质，从而增加血液的黏稠度，非常容易形成血栓。而血栓则会导致心肌梗死、脑梗死等。阿司匹林的使用就是为了防止血栓的形成，从而引发严重的并发症的预防使用的。因而这是针对高血压的并发症进行的预防和治疗，并没有用错药。

另外，也存在一些确实并不针对适应证也不是针对并发症的用药的一种情况。如在实际工作中，有时候医生可能使用一些并非药品适应证里提到的疾病范围，但是却让患者使用。比如，单硝酸异山梨醇酯主要是用于冠心病患者，但是由于该药品能扩张静脉、减少回心血管量，从而也能有降低血压的作用，因此，对于一些难治性高血压患者，一些医生也可能使用这类药物进行试验性降压治疗。另外，α-肾上腺受体阻滞剂，如特拉唑嗪、哌唑嗪，既可以用于治疗难治性高血压，也可以用于治疗前列腺增生。但有时候药品的说明书（如哌唑嗪）只说明是应用于高血压的，当应用于治疗前列腺增生时，可能就会造成患者的疑虑。这些情况是很常见的。由于药物作用的广泛性，有时候一种药物可能具有多种作用靶点和多种机制，而药品说明书却没有将所有的可能罗列进去，因此，虽然医生知道某种药物具有药品说明书罗列适应证外的治疗作用，但是患者并不清楚。鉴于此，作为医生，应该给患者说清楚；而作为患者，一定要问清楚，以免吃错药，对身体造成伤害。有时候为了解决患者的痛苦，在经过与患者商量，取得患者知情同意，而且也没有合适的药物可以使用的情况下，可以试用。但是严格地讲，对于药品适应证里没有写的适用范围，还是尽量不要用。

是药三分毒吗?

我国最早的医学专著《黄帝内经》(《内经》)对如何用药十分讲究,如针对药物的毒性问题,《内经》上的说法如下:"帝曰:有毒无毒服有约乎?岐伯曰:病有久新,方有大小,有毒无毒,固宜常制矣。大毒治病,十去其六,常毒治病,十去其七,小毒治病,十去其八,无毒治病,十去其九,谷肉果菜,食养尽之,无使过之,伤其正也……"(译文:黄帝道:有毒药和无毒药,服用时有一定的规则吗?岐伯说:病有新有久,处方有大有小,药物有毒无毒,服用时当然有一定的规则。凡用大毒之药,病去十分之六,不可再服;一般的毒药,病去十分之七,不可再服;小毒的药物,病去十分之八,不可再服;即使没有毒之药,病去十分之九,也不可再服。以后就用谷类、肉类、果类、蔬菜等饮食调养,使邪去正复而病痊愈,不要用药过度,以免伤其正气。)[1]

明朝永乐太医刘纯在1475年的观点:其在《药治通法补遗》的原话是:"是药三分毒,唯开胃无毒,盖开胃者排毒也。"这句话是什么意思呢?这是他强调在配制中成药的时候,即便使用的是常说的无毒药材,并不是说没有毒性,而是都具有一定的毒性;只有开胃的药材才是无毒的。因此配制任何中成药,必须加用开胃的药材。

为什么无毒药材也有三分毒性呢?刘纯也在《药治通法补遗》里说过:"药以去病,非养人也,故人食之不受,谓之三分毒矣。"这就是说,因为药物不是人体生存必需的空气、水、食物,而只是用来克服疾病的;也正是因为药物不是人体生存必需的物质,因此必然不易被人体接受,容易出现异常反应,由此而引起的一切异常反应都称之为毒性。这就是所谓"是药三分毒"的道理[2]。

那么现在大家对这个"是药三分毒"的理解是不是与当年提出这种"是药三分毒"的本意一致呢?或者说大家的理解是不是存在着误解呢?《内经》上所讲的服用药物与停用药物的方案,主要是针对药物对患者的综合作用结果而定是否停止用药。如疾病已经去掉了六分,也就是说大半已经好,再用大毒的药物治病,则不良反应更为明显,必然得不偿失(之所以选择大毒的药物是因为没有合适的常毒或者小毒、无毒的药物可以选择）。此时，当然应该选择停用大毒之药。在使用常毒的药物和小毒的药物时，则因为毒性相对较小，即使多服用几日对治疗有利而不良反应又不太大，因此，可以服至疾病去之七八。对于无毒之药物，在疾病去之九分时，也可以停用。通过机体的正常调节去克服疾病。按照现代医学的说法就是机体存在着代偿机制，所谓的疾病也是机体不能自身清除进入机体内的外邪而引起的一种状态。例如，常见的上呼吸道感染，通常在机体抵抗力低下的时候出现，这时候病毒或者细菌会增殖壮大而引发机体的一系列反应，由于机体很难或者不易在短时间内清除这些病毒或者细菌，这便需要医生用药物协助患者抵抗这些病毒或者细菌。当在药物的协助下大量的病毒和细菌清除而只剩下少量的时候，机体完全可以通过自身的清除机制消灭这些"外邪"，此时，就对应了疾病治好了大部分即十之六以上了。如果毒性大的药物即可停药，如果是毒性小的药物则可以继续用药直至疾病去掉十之八。如果是无毒的药则可以使用到疾病去掉十之九。

这里需要注意的是：第一，《内经》上提到了无毒的药物，也就是说存在无毒的药物，那么"是药三分毒"的提法并不准确，最多只能说将有毒之药分为大毒、中毒和小毒3类而已。第二，《内经》上并未说无毒的药会出现毒性（而且说无毒之药有毒则在逻辑上也讲不通）。因此，内经上所说的是过度（长时间地）用药，无论其毒性大小和有无会"伤其正……"，即干扰人体的正常生理机能，而并非是毒性。举个例子，正常情况下，人体不需要额外进食维生素 C 药物，但如果进食了少量，会产生毒性吗？肯定不会！因此，维生素 C 是无毒的，最多也只是它对机体维生素 C 的正常代谢有影响而已，这种干扰不会出现毒性，只不过是多此一举而已。还有已经证实将大蒜素提纯后可以治疗很多种疾病，而大蒜是人们日常食用品，如果适量食用大蒜素会出现毒性作用吗？当然不会！

至于刘纯太医的说法也说得很明白，只是人们将患者对药物的"不受"称为"毒"（"谓之毒也"），而并不是说真是毒性。这里的"不受"我们可以理解为不耐受、不适应。这种理解已经比《内经》上的理解更深入一步了。

在临床用药中，所用药物的剂量都有比较严格的实验和临床研究作为基础，对于一些人会引起正常的代谢变化，出现不良反应（刘纯所说的"不受"），即所谓药的"毒"性。但是对于绝大部分的患者而言并没有出现这种不利于人体的反应，即没有表现出"毒"性。因此，就不会影响患者的身体健康。

其内在原因是人体是一个具有自动稳态维持功能或可称之为代偿机制的自组织系统，可以将这些药物所带来的不利作用消除掉，不会损伤身体，因而不会出现所谓的"毒"性，也就是说对于这些患者"是药三分毒"并不成立或者存在。但是对于那些身体代偿能力差的人，则可能出现"毒"性作用，可以表述为"是药三分毒"。

总之，临床实际应用中并不是所有的药都有"毒"，大部分的药物在大部分的患者身上都表现出了良好的耐受，没有出现任何不良反应，更未出现毒性作用。"是药三分毒"的提法是不科学的，太偏激。是否应该服药、服用何种毒性（大毒、中毒、小毒或无毒）的药物、使用多长时间、服用药物后是否会出现所谓的"毒"性作用等问题，因人而异，并非因药而异。如果患病了，是否需要用药，请咨询您的医生，切忌根据一个"是药三分毒"的说法而拒绝使用药物，以免造成不必要的伤害。

医生没告诉我，说明书又没有说清楚，我该吃多少药啊？

说明书中对药物有具体的说明，但是有时候说明得不够具体，如有的药品说明书说"每日1次，每次1片，或根据病情进行调整，最大不超过4片每日"；或者"每次2～4片，一日2～3次"等。由于药物的使用量可能从每日1片增加到4片或者4片增加到12片，这时，患者就不知道该怎么吃服药。有的人可能认为我很不舒服，就按最大量服用，而有些人可能觉得没啥不舒服，按最小的剂量服用。

实际上，在临床工作中，医生可能要根据患者疾病的实际情况进行调整，因此，这时已经不能按照药品说明书进行服药了，而必须咨询医生，才可能服用合适的剂量。不至于因为服药过多而导致意外或者服用过少而没有达到治疗效果。事实上，即使目前医生在处方上标明的用法与用量，也不一定是准确的。因此，最可靠的做法是，患者在开完药后主动向医生询问。当然有些细心的医生会告诉你怎么吃，那时候仔细记好，就不会出现上面说到的那些情况了。万一忘记问医生了，医生也没有明确说，那就去找一下医生；或者先按说明书的要求小剂量试用一下，最好不要用最大的剂量，以免出现危险。比如，如果是高血压，有的降压药可以服用1～3片，如果医生没有明确说，那最多就先服用 2 片, 万一一次吃 3 片, 血压降得太低, 出现脑梗死或者心肌梗死就不好了。

同样的病为什么不同的医生用的药不一致?

如果说不同的疾病, 医生在用药上差别是可以理解的。但是同样一个人, 找不同的医生, 结果开出的药竟然差别很大, 这到底是怎么回事呢?

理论上, 医生在看病时, 针对同一个患者, 如果诊断已经做出, 那么使用的药物不应该有太大的差别。这是由于同一个患者在某时刻的疾病是确定的, 而疾病的治疗方案也基本上是得到大家公认的。在治疗时所选用的药物也应该是一样的, 至少在使用的药物种类上不应该有太大的差别。但是, 由于以下 3 个方面的原因, 会导致同样的病, 医生用的药不一样; 而不一样的病, 医生用的药可能一样。

第一, 医生方面的原因。医生的医学理论基础知识的差别、行医经验多少、药学知识的广泛性、对患者疾病的了解程度、医生的责任心等都决定了用药的差异, 甚至医生自己的性格、生活阅历、心情好坏等也决定了医生对治疗方案的制定和药物的选择。比如, 在用钙离子拮抗剂类药治疗高血压、冠心病时, 以前的医学知识认为是一种很好的药物, 可是后来发现短效的钙离子拮抗剂可以导致患者死亡率的增加, 就停止使用了, 再后来发现如果使用长效的剂型则不存在死亡率增加的问题。针对这个问题, 如果医生了解的全面, 那么他就会尽量选择长效剂型; 如果了解不全面, 他就可能不使用或者尽量减少使用钙离子拮抗剂类药物。再比如, 降压药物可能对男性性功能有一定的影响。如果某医生对此比较了解, 那么在对男性高血压患者进行治疗时就会考虑尽量使用钙离子拮抗剂、沙坦类药物 (ARB) 或者血管紧张素转化酶抑制剂 (ACEI) 类药物对性功能相对更有利的选择。而如果医生根本不了解这方面的情况, 那么又怎么指望他能选择合适的药物? 他就会随意选择可用的降压药。因此, 医生方面的原因会导致药物使用方面的差别。

第二, 有些患者有好几种疾病, 可是在门诊患者中, 医生了解患者也就只有 10 分钟左右的时间, 如果医生了解患者多一些, 那么在药物的选择中就可能会更具体更具有针对性一些。而如果医生由于时间问题或者责任心问题认为是高血压就随便开几种降压药，那么与经过详细问诊和检查的医生相比，其用药上当然也存在着很大的差别。比如 ARB 和 ACEI 类药物对于高血压患者是很好的降压药物，一般而言是首选药物。但是如果患者有肾功能的问题、肾动脉狭窄等，则最好不要使用这两类药物，而宜选择钙离子拮抗剂类药物更好。这样的结果也会导致医生用药上的差别。在性格方面，有的医生比较胆大一点，而有的医生比较保守。胆大的医生用药的剂量偏大，种类偏多；而保守的医生则用药的剂量偏小，在使用药物的种类上偏少。这也会造成不同的医生用药上的差别。事实上，这些问题基本上是不可避免的，毕竟医生也是人，也存在着正常人的缺点和情绪。但是最重要的问题是只要能治好病，让患者少受罪，用药上有差别就差别吧。有些患者甚至同一种病，一天中看了三四个医生，最后连自己都不知道该相信哪一个医生的。笔者的建议是，选择一个态度认真的，看病仔细的医生，然后暂且先相信他，再根据治疗情况再确定下一步是不是找别的医生看。

第三，患者方面的原因。即患者的体质不同。吃药和吃饭在某种程度上是一样的。吃饭的时候，不同的人，有不同的口味，有的喜欢清淡，有的人喜欢味道重一点喜欢辛辣，有的人喜欢吃肉，而有的人则喜欢素食等。原因是什么呢？是这些人的味觉系统和机体对这些味道有不同的反应、不同的适应和不同的耐受性。其深层的原因则是由于他们的基因不同造成的。如同样是一家人，也有不同的口味，如有一家人，爸爸不能吃辣椒，妈妈不能吃蒜，姐姐不能吃醋，哥哥不喜欢吃咸鸡蛋，而弟弟则不喜欢吃煮鸡蛋。其原因可能是基因不同，对不同食物的代谢和需求不同，同时也可能有某种潜在的疾病造成对某些食物的敏感。那么对于药物也是同样的道理。不同的人，即使是同样的疾病，由于基因不同，对药物的敏感性不同，同时还有可能并发有其他的疾病，这时哪怕是同样的一种疾病，对同一种药物，其反应也是不同的，这种差异现在在临床上被认为是由于药物基因多态性造成的（其实质也就是由于每个人的基因不同造成的）。另外，患者可能还存在着疾病的轻重程度不一样、身高、体重、性别、年龄、合并的疾病等多方面的差别，因此，同样也会导致同样的疾病不一样的用药。

另外，也可能是不同医院的药房所配备的药不一致等。

总之，千万别认为同样的疾病，用的药物就应该一样。在实际诊疗过程中可能存在着一些细微的差别，只要没有原则性的错误，这些情况都是正常的，大家也不要过于紧张。

不同的疾病，为什么用的药一样呢？

门诊上有时候会碰到患者问："我和别人的病不一样，为什么用一样的药呢？"事实上，这种情况确实存在。现在的医疗条件下，确实很多的人用药都是一样的，但是这并不表明这是不正确的。一方面是由于一些药物具有多个方面的作用，如硝苯地平既可以用于治疗高血压，也可以用于治疗冠心病，而且均能发挥良好的作用。另一方面，是由于医学上还没有发展到个体化治疗和精准医学那一步。同时，即使医学上对疾病了解的足够多了，但是还没有足够的药物支持进行个体化的用药。可以想象一下，针对某种疾病可以使用的药物也只有十几种、最多几十种药物，而患有同样疾病的患者却可能有几亿、十几亿，而这些患者个个都不同，根本无法根据患者的疾病使用不同的药物，当然可能会出现不同的疾病用的药物是一样的情况。如果将来医学发展到足够强大的地步，可以进行个体化的治疗时，那时候将会依据患者的基因、结合患者的生理病理特征和心理状况等进行治疗。那时候的用药将不再是一刀切，而是一种精准医学、个体化治疗。那样会对患者有非常大的好处。由于目前医学上做不到完全的个体化治疗，虽然可能用的药物是一样的，医师也仍然在尽可能地进行个体化治疗，如通过对不同的患者使用不同的用药方式、增减药物的剂量、调整用药的时间及合并用药等。

药物应该服用多长的时间？

经常有患者问："这药要吃多长时间啊？"这真是一个较难回答的问题，其原因在于药物的服用时间长短决定于不同的疾病类型（急性病或者慢性病）、疾病发展的不同阶段及其他方面的原因。因而具体服用药物时间应该多长，要依据实际情况由医生来决定，而不是自己根据感觉来判断。

目前一些疾病确实需要终身服用。如高血压、冠心病等的用药。这些药应该是终身服用。这是因为一旦停止，如血压就会升高（目前为止还没有找到一些能够将血压永远控制的方法，这里所说的高血压是指原发性高血压，人群中至少90%以上都是原发性高血压）。这个方面，一些患有原发性高血压的患者应该有亲身体会的。即一旦血压升高，可能会出现头痛、头晕等不适症状。目前为止还没有根治的办法，因此，需要终身服用降压药物。虽然互联网上有些说法是服用一个月的某种中药就可以治愈原发性高血压而不用终身服用，但是这种治疗结果并未得到科学验证，也没有得到医学界的公认。另外，冠心病绝大部分也需要终身服用药物。尤其是有很多危险因素如肥胖、糖尿病、高血压，已经有动脉硬化或者自觉症状等的患者，最好是终身服用药物。糖尿病也是需要终身服用的，除非只是暂时性的血糖增高。一些患者认为终身服用药物实在是太辛苦了。确实终身服用药物很辛苦，但是没有办法，目前医学上这些问题都还没有完全解决，因此就只能通过药物去缓解，将来也许有一天不用在服用药物。但是在此之前，一旦患有需要终身服用药物的疾病，就应该坚持服用药物，以免出现并发症或者疾病加重，从而造成更大的危害。

以上是需要长期服用的药物，临床上，还有一些药物是不能长期服用的。如一些不良反应比较大的药物如免疫抑制剂、非甾体类抗炎药等药物是不能长期服用的。另外有一些中药，如含重金属的中成药，也不能长期服用。这是由于长期服用此类药物会导致重金属在体内蓄积，从而对机体造成伤害和中毒现象。比如，以前有一位患者，由于室性心律失常，医生让服用胺碘酮，该患者服用后感觉很好，就在小医院拿药长期服用，坚持服用了3年胺碘酮。后来，觉得心脏越来越不舒服，活动明显受限，还出现了下肢水肿，就又来医院门诊。经过医生的诊断后发现该患者由于长期服用胺碘酮，已经造成了严重的心功能衰竭，这完全是由于药物的不良反应造成的，而非疾病本身的进展。另外，如洋地黄类药物，经常用于心功能不全。这种药物同样具有蓄积毒性。长期服用后会出现洋地黄中毒，主要表现在如下3个方面：①胃肠道反应：通常为洋地黄中毒的最早期表现，其表现为恶心、呕吐、食欲下降。②神经系统症状：可有头晕、头痛、倦怠、神志改变、精神异常、黄视、绿视等。倦怠、嗜睡及神志改变可出现较早，特别是老年高龄患者。③心脏毒性反应：可出现频发室性期前收缩，室性二联律、三联律，多源性室性期前收缩，室性心动过速（室速）及心室颤动等[3]。

抗生素的使用现在已经得到了比较多的重视，这不但体现在使用的种类和适应证选择上，还体现在抗生素使用的时间上。其目的就是为了能减少出现耐药性，以免出现一些突变的耐药菌，可能对人类造成致命性的危害。因此，抗生素的使用指征应该严格掌握，同时对抗生素的使用时间也要给予足够的重视。无论时间太长或者太短均不行。一旦使用就要保证用药足够的时间，而不要经常换用抗生素。既要保证效果也要防止出现耐药的情况。

另外，疾病发展的不同阶段，对服药的要求也不一样，比如，刚发现血脂增高，也没有其他动脉硬化等情况，而且血脂也不是特别高，可以建议先进行生活方式的改善、增加活动量等；如果3个月后还是如此，并有升高的趋势，那么就需要服用降脂药物了。但是药物的使用可能并不是终生性的；如果发现血脂已经增高多年，且已经出现了颈动脉硬化，脑梗死或者冠心病等，就要坚持服药。

想想某种或者一些药物要吃几十年，想起来就让人头痛！那怎么办呢？大家在心里应该有一个信念：服用药物具有更多的益处，而不服用药物则会出现极为严重的后果；如果是吃饭的目的是为了活着，那服药的目的是为了更好地生活。因此，为了您的健康，如果需要终生服药，就请坚持下去。尽管麻烦，但是基本上可以确保你和大部分的正常人一样健康快乐地生活一辈子。

合并用药的问题

现在的药品是越来越多，对疾病的分类越来越细致，疾病本身也越来越多，因而患者服用的药物种类也是越来越多。经常有一些老年患者可能患有10种、8种疾病，如关节炎、冠心病、糖尿病、高血压、高血压脂、慢性气管炎、胃炎、脑梗死、脑动脉硬化、骨质疏松等。如果每种疾病只吃一种药，也要吃10种、8种药呢。可是不吃又痛苦得不行。真是个闹心的事。服药时一定要注意药物之间的相互作用。

药物相互作用是指一种药物改变了同时服用的另外一种药物的药效，其结果是一种药物的效应加强或削弱，也可能导致两种药物的效应同时加强或削弱。临床上常联合应用两种或两种以上的药物协同作用以增加疗效或利用拮抗作用以减少不良反应。不恰当的联合用药往往由于药物间的相互作用而使疗效降低或出现不良反应。在临床工作中，笔者发现很多的老年患者由于身患多种疾病，因而服用了 10 种、8 种药物的大有人在。但有意思的是，患者到哪个科去看病，只说服用的与这个科室相关的药物，而其他科室医生开的药一般不说。每次医生基本上都得说：请将您服用的所有药物都告诉我。尤其是第一次找该医生看病的患者。医生要知晓患者服用的所有药物是因为担心其他的药物与医生自己开的药物之间可能存在着相互作用——即协同作用或拮抗作用。比如，有些男性患者有前列腺增生，已经在服用 α - 肾上腺受体阻滞剂，如特拉唑嗪、哌唑嗪，这时医生在应用降压药物时就不能按常规剂量使用降压药物，而可能会从小剂量开始使用，以免血压降得太低而发生危险。同样，在使用单硝酸异山梨醇酯时也要考虑患者的血压水平，如果在使用降压药物，同样要考虑一下是否会有造成血压过低的危险，如果有可能，要从小剂量开始。如果是糖尿病患者在使用降糖药，那么在使用小檗碱时就要特别注意，以免由于服用这两类药物而造成血糖过低，出现低血糖症状。这些都是药物协同作用的例子。

药物的拮抗作用是指两种或多种药物同时或相继使用时，可导致药物效应的减弱或消失称为拮抗作用。具有拮抗作用的药物称拮抗剂。临床治疗中利用药物的拮抗作用以减少不良反应或解救中毒。如中枢抑制药（镇静催眠药，镇痛药）与中枢兴奋药（如咖啡因）合用，则出现中枢作用的相互拮抗。钙离子拮抗剂类药物如硝苯地平可以引起心率的增加，而 β - 受体阻断剂类药物则会引起心率变慢。

由于老年人经常患有多种疾病，因而要服用多种药物。老年人又存在着代谢变慢、代偿能力下降、肝脏和肾脏的解毒能力弱等方面的问题，因此，用药时一定要防止药物之间的不良相互作用，正确利用药物之间的有利相互作用，最大限度地利用药物的相互作用发挥最好的疗效。

中药和西药可以同时服用吗？

目前我国已形成中医、西医两大医疗体系并存的状况。由于中医药在临床上的治疗有比较好的效果，因此中药使用得比较广泛。事实上，中药不仅中医医师在使用，西医医师也在使用，而且可能西医使用的中成药的数量远远大于中医（这是由于西医医生和去西医医院看病的患者太多了），这种状况不仅在我国存在，而且在世界范围内也有逐渐扩大的趋势。中药与西药合理联用可以达到扬长避短、增强疗效、降低不良反应的目的。但联用不当可能使疗效降低甚至毒性增加。也给临床的诊断和治疗造成混乱，此种情况是中西药联用需要避免的。

中药与西药联用需要考虑的药物相互作用问题，其实和西药的药物相互作用相同，同时，还需要考虑是否会出现以下问题[4]。

（1）理化性质的改变，如 pH 的改变或相互间产生化学反应，导致产生沉淀、螯合等变化，影响药效发挥，甚至产生有害物质。

（2）中药和西药药物之间可能影响彼此在体内的吸收、分布、代谢和排泄过程，使中药或西药的血药浓度、半衰期等药代动力学参数发生变化，从而对药物发挥作用造成影响。如有些中药可提高或降低某些西药的血药浓度，这对于一些治疗窗窄的西药的影响尤为重要，如果血药浓度变化比较大容易产生毒性或导致治疗无效。

（3）中西药联用可能因各自药理、毒理作用不同，产生协同或拮抗作用。

因此，无论从哪个环节产生相互作用，都会影响药物在人体发挥作用。对于同一个用药个体而言，中西药同时使用及西药间的联用，必须要考虑联合用药的利弊与合理应用问题。因为不论是服用中药或西药，都是跟食物一样地吃进肚子里，需要经过身体吸收、分布、代谢与排除这些标准作业流程。通常所谓的间隔半小时或一两个小时服用，只能避免这些药物在身体消化道中"狭路相逢"的机会，一旦不同的药物短兵相接，往往会导致人体对药物的吸收减少或者延缓，可能使得疗效不如预期或根本无效。但是代谢或排除的相互影响就不能单靠间隔个几十分钟就相安无事，尤其是凝血（如华法林、阿司匹林等）、血糖、血压、心脏疾病和癫痫等需要长期用药的患者，中药与西药并用时就需要格外小心。试想连某些食物吃多了都可能与药物相冲相克，西药与中药间存在相互影响的可能性就无法排除，只是以往的研究大部分都是一对一的，像丹参可能强化华法林的效果而容易出血，人参可能加重西药降糖药的效果而导致血糖太低，如果是多个药物混杂在一起，可想而知影响层面是极其复杂而难以预期的。这方面就需要医生更好的辨证和用药经验。

因此，中药与西药并用需要间隔多久，不能如盲人摸象般摸摸看，更不可以一概而论。为了避免中西药相互之间发生不良反应，最好分别使用。若需联用，必须了解中成药的主要成分及与西药的相互作用，做到合理配伍。重要的是无论看中医或西医，都需要让医师了解您正在服用的所有药物和保健食品，医师才能根据您的病情进行合理的用药，最大限度地既能治疗疾病，也能保证患者的安全。

可以自行调药吗？

1. 随意增减药物

有的人治病心切，认为药吃得越多，病好得越快，在未经医生知晓的情况下便自行随意加大剂量，比如，有的心脏病患者将规定的 1 次服用 10 粒的复方丹参滴丸，在有不舒服的情况下一次服用 20～30 粒。这是一种非常危险的行为，有可能会出现药物中毒或者其他并发症。而有些患者由于各种原因经常忘服、漏服药物后，便在下次服药时将二次药量放到一起服用。须知，药物服用的剂量是通过长期临床试验和可靠的理论依据制定的，此类随意用药行为不仅无法达到治疗效果，往往还会造成不良后果。药量过大，可能引起中毒，尤其对老人和儿童，是十分危险的；药量偏小，非但达不到治疗效果，反而贻误病情，甚至产生耐药性。尤其是抗生素，其产生耐药性是非常容易和常见的。因此，使用药品时，应该参照药品说明书上的规定，严格掌握用量和疗程，这样才能保证用药安全有效。

药物的使用是有用法与用量要求的，太多了不行，而太少了则达不到应有的效果。而有些患者可能因为服用的药物太多了等多种原因，自己悄悄减少了药物的用量，在门诊时不好意思说，结果导致疾病的治疗没有达到预期的效果。比如，有一位动脉硬化斑块的女性患者，在经过第一年的治疗后效果不错，斑块基本没有什么变化。但是在治疗的第二年，斑块增大了不少，这是怎么回事呢？在医生的再三询问下，该患者就弱弱地说："我觉得每天吃的药太多了，就减半吃了。"当检查结果出来后，该患者也觉得自己的做法不妥，现在已经好几年过去了，该患者再没有出现自行减药的做法，病情现在也比较稳定。因此，如果因为某种原因想减少药物用量，一定要告诉医生，造成别自行减药，以免延误疾病的治疗。

还有一些人一旦发现高血压，恨不得立刻把血压降下来，不按照医生的嘱咐，随意加大药物剂量，这样做很容易发生意外。有些朋友今天发现血压高了点就吃多半片药，第二天血压低了点就少吃半片，自行调整降压药的用量也很危险。应该根据血压的整体变化趋势来调整用药量，最好是将自己测量的血压值记录下来，然后去医院，由医生决定是否调整降压药的用量。患者患病后应主动到医疗卫生机构就诊治疗，在医生指导下合理用药，严格遵守医嘱，不随意增减药量和用药次数，切忌时用时停。

2. 随意换药

有些患者一种药吃完了，没有及时去看医生，随便找一种代替的药物即随意换药。随意换药可使治疗复杂化，出现不该有的一些并发症，而且导致出现问题也难以找出原因并及时处理。比如，有一位高血压患者，由于心率比较慢，因此给他使用的是既可以降压，又可以增加心率的硝苯地平缓释片。后来由于硝苯地平药没有了，家里正好以前留下的美托洛尔，该患者想这种药也是以前我用来降压的药物，而且该药物的适应证也是"用于高血压、心绞痛，伴有左心室收缩功能异常的症状稳定的慢性心力衰竭"。因此，该患者就自行用美托洛尔来替换硝苯地平。吃完后当天该患者就感觉心口堵得慌，还能忍受，心率特别慢，感觉心脏似乎都要不跳了，并有头晕，结果越来越严重，去医院急诊治疗。在停止服用美托洛尔后情况很快就好转了。这位患者的不适就是由于自行换药导致的不良后果。可见不明白药物的作用机制和适用范围，也是不行的，这也会导致严重的后果的。

3. 停药

与一般老百姓的认识不同，疾病是否痊愈，并不是以患者自觉症状的好坏来决定的。当你感觉已经正常时，身体机能并未完全恢复正常，如果是感染性疾病，致病菌也可能只是暂时潜伏起来，并未被清除。如细菌感染性疾病需要 7～14 天才可治愈。若用药两三天，症状有所缓解就停药，就可能成为慢性感染。有些药物显示疗效需要一定时间，如伤寒病程为 4 周，用药（以氯霉素为例）总疗程不少于两周；抗结核病药需半年至 1 年。如果在未达到停药的时间之前随意停药也会导致疾病的延误或者病原体耐药。许多慢性疾病需长期坚持用药控制病情，巩固疗效，如精神分裂症、抑郁症、糖尿病、高血压等。停药应在医师指导下逐步进行。不要擅自停药，否则会旧病复发甚至病情加重，导致并发症甚至危及生命。

4. 断续用药

有时候由于要减少药物的剂量而没有合适的药品，比如，要用 5 毫克的阿托伐他汀，但是没有这个剂量的药品。这时候医生可能会要求患者将药品切开，每日吃半片。但是有些患者可能觉得麻烦，就隔天吃一次，因为隔天一次也确实平均每天半片啊。事实上，这种吃法非常不科学。这是因为药物发挥疗效主要取决它在血液中恒定的浓度。如不按时服药，达不到有效浓度，对控制疾病发展不利。一个简单的比喻就是，吃药和吃饭一样。吃饭 3 ~ 4 个小时后我们就饿了要再吃一次饭才行，这是因为血糖低了提示我们该吃饭了。而药也一样，维持时间最长的药也一般就 24 小时左右，如果两天吃一片，那第二天时血液中根本就没有足够的药物浓度来发挥治疗作用了，疾病交给谁去治？因此，无论是吃一天停一天，或者吃几天停几天都是非常不科学的服药方法。希望广大患者在用药时一定要注意这一点。

自觉症状明显好转就可以停药吗？

经常有一些患者在自我感觉症状明显改善的情况下自行停药，停药的理由有很多，如天天吃那么多药太麻烦了，是药三分毒啦，经常忘记了，没时间了，药太贵了等。但是其中最重要的原因是因为自己觉得症状好转了，或者没有什么不舒服了，还吃药干什么呢？

事实上，患者有这种想法很正常，吃药就是因为病了、不舒服了，既然都没有不舒服了，还吃药干什么呢？曾经有一个外地来的女患者，当时来的时候是因为双下肢闭塞性动脉硬化，拄着拐杖，当时双脚疼痛的非常厉害，在经过一个月的治疗后，症状明显改善，可以不用拐杖自行行走 300 米，于是她就停药了。后来她自己说，因为觉得都已经好转了，没什么明显不舒服了，再多锻炼锻炼就可以了，于是她在吃完那个疗程的药后就没有再去医院，因为她想停药了。没想到停药后不到一星期，突然有一天早晨，左脚突然非常的麻木疼痛，就自己吃了点止痛的药，好像好点了就没有再去医院。后来脚开始肿胀并发暗，疼痛加剧，这时才去医院，已经是 7 天后的事情了。做了超声检查后发现她的下肢出现了一个新血栓，堵塞了下肢的动脉血管，在给予了相应的治疗一周后她的疼痛逐渐减轻，脚部的供血情况逐渐改善，但是并没有完全消失。检查回忆起当时的情况，该患者感到非常的后悔，想想如果血栓栓到心脏或者脑子里，后果真是不堪设想。从此以后，这位患者就开始非常认真仔细地吃药，并定期检查。现在已经 9 年过去了，她没有再出现过任何加重的情况，而且随着她正确的生活方式、按时按量服药，并按要求进行锻炼，现在她一次性走 8 千米都没有感觉到明显的疼痛不适。

在这个例子中，该患者是由于自觉症状改善而自行停药造成不良后果，所幸最后没有造成很严重的后果。这里要提示广大患者朋友们的是，在医院里，医生一般都会告诉您什么时候复诊，什么时候再做什么项目的检查，吃多长时间的药等。如果没有告诉你，你一定要问一下。万一忘记问了，可以再去一次医院询问。千万不要刚好转一点就着急停药。要知道，有些疾病会出现反弹和恶化，有的会出现严重的并发症。如冠心病、高血压、脑梗死、闭塞性动脉硬化、糖尿病等慢性病，基本上都需要终身服药，千万不要因为症状好转即自行随意停用药物，以免造成不良后果。

过期的药物能不能吃？

经常有一些年龄大点的患者，由于经历了生活很穷困的青年时代，长期以来养成了节约的好习惯，日常生活比较节俭。因此，有时候家里剩余的药品，在疾病已经控制不需要再进行药物治疗的情况下，为了避免浪费，还是将药品吃了；有的患者是在药品快过保质期前大量服用；更有甚者，将家里余下的其他家人的药品也吃了；还有的人在明知道药品已经过期的情况下，也将药品吃了。这种情况是很常见的，其原因主要有以下几种。

第一，节省。由于现在的药品都比较贵。大部分的患者都会有体验，每个月花在吃药上的费用远远高于生活上的费用。如果将省吃俭用下来的钱买来的药品丢弃实在是于心不忍。这些人将药品吃掉也是可以理解的，因为他们想：我还是将花钱买来的东西（药品）吃到自己的肚子里了，没有浪费掉。如果扔掉怪可惜的。

第二，着急找不到可用的药品。由于没有找到要吃的药，或者正在吃的药没有了，正好看见以前剩下的药品，就直接吃了。

第三，想当然，知道吃这些药品不好，但是想就一次或者想就这一点药品，没什么关系。

事实上，药品有保质期是因为这些药品随着保存时间的延长，其效果会出现不同程度的变化，一方面是有效成分的下降，而另一方面则是可能会出现一些新的有不良反应的物质，这些物质在生产的初期含量很低或者根本不存在，但是在长期存放的情况下就会含量增加或者会出现新成分，而这些成分对人体可能产生直接的或者间接的危害。因此，对于每个患者而言，药品过期或者不对症，千万不要服用。不要为了节省一点不必要的东西，反而可能会导致更严重的后果或者更大的痛苦。让我们都牢牢记住，节约是美德，不对症的、过期的药品坚决不吃。

吃多少药合适？

现在由于科学技术的发展，出现了很多的效果良好、服用方便、不良反应少的药物。因此，对于一些病情比较重的患者，医生可能会用几种药物。当一个患者有几种疾病时，可能服用的药物比较多。有一位老太太，有高血压、糖尿病、高脂血症、冠心病，还有心律失常，她所服用的药物有 10 多种。这么多的药物，老太太自己也说，每天基本上不用吃饭，光吃药就差不多吃饱了。确实这样，一个 70 多岁的老太太，本来就吃不了多少饭，这么多的药一吃，也就更吃不了多少饭了。治疗当然要吃药，但是否一定要吃很多的药呢？这个还要根据具体的疾病来确定。

有些疾病需要吃的药物种类比较多，如果同时还合并一些其他相关的危险因素，所需要服用的药物就更多。如冠心病可能需要服用扩冠状动脉药物、降脂药、降低血黏度药等。也可能有些医生在治疗时想法有所不同，有的人喜欢用多种药物，但是剂量相对比较小，而另外一些医生可能习惯于用种类数比较小而通过增加药物剂量的方式来达到良好的治疗效果。使用种类较多药物的医生的理由是药物的剂量太大，可能导致药物的毒性和不良反应也同时增大。而通过增加剂量来达到治疗效果的医生可能认为药物应该先通过增加药物的剂量使其达到最大剂量，如果还没有效果才可能再增加药物的种类。其实这两种做法都没有错。只是要根据具体的病情进行灵活的调整，而不能成为一种教条。这是因为药品的说明书上都说明了药物可以使用的最大剂量和推荐剂量，在一定的范围内我们可以加大药物的使用量而并不一定会增加药物的不良反应。而如果超出了药物的推荐剂量或最大剂量，就要非常小心。如果不是迫不得已，就不要超出最大剂量。事实上，完全可以根据实际情况增加药物的种类，而不要局限于某一种说法或者教条非得要增大药物的剂量。因此，如果你服用的药物较多，让医生给你调整一下，看看是不是有些药物可以减少？能尽量少就少用点药物。因为有些患者用的药物确实是太多了。

什么时候服药比较好？

在临床工作实践中经常听到有患者问："医生，请问这药应该是啥时候吃，饭前吃，还是饭后吃呢？早上吃还是晚上吃？"对于这一问题，不少患者并不十分清楚。如果患者把"饭前服"理解为吃饭前立即吃药，把"饭后服"理解为饭后立即服药，那就有些问题了。另外，也有一些药要在"饭中服用"。那么什么叫"饭中服用"？两顿饭中间？将药放到饭中？还是饭吃到一半时服用？

由于人体的很多生理、代谢过程也表现出明显的昼夜节律。人体内药物的生物利用度、代谢、排泄等方面，根据服药时间也呈现昼夜节律变化。研究发现，口服药药效与服药时间有着紧密的关系。因此，合理安排服药时间，会提高用药效果，有效地避免药物的不良反应。

下面是一些常见的药物服用时间的说明，大家可以参考一下 [5,6]。

1. 需空腹服用的药物

空腹指饭前 1 小时或饭后 2 小时。由于食物能降低胃排空速率，增加药物在胃内的停留时间，可使溶出较快或对酸不稳定的药物分解破坏增多。食物的存在可吸附水分，增加肠道内容物的黏度，妨碍药物向胃肠道壁的扩散，使药物吸收减慢和减少。需空腹服用的药物有呋喃妥因、异烟肼、利福平、对乙酰氨基酚、阿奇霉素、罗红霉素、卡托普利、尼卡地平、硝酸异山梨酯、阿替洛尔、地尔硫卓、洛美沙星、氨苄西林、阿莫西林、头孢菌素、青霉胺、多潘立酮、西沙必利、枸橼酸铋钾、瑞格列奈格列比脲、格列比嗪、格列齐特、格列喹酮等。但对消化道有刺激的药物，空腹不能耐受时，可在饭后 2 ~ 3

小时服用。具体需要参考药品说明书。

2. 饭前服用

指在饭前 30 ～ 60 分钟。胃中没有食物时服药，药物吸收完全，疗效迅速。要求在饭前口服的药物有：健胃制酸药如复方氢氧化铝、钙铋镁、氢氧化铝及中药龙胆大黄合剂、番木鳖酊等；止泻收敛药如活性炭、碱式碳酸铋、鞣酸蛋白等；贵重药品如六味地黄丸、十全大补汤等；胃肠解痉药如阿托品、颠茄、止吐药等；利胆药如硫酸镁、胆盐等；驱虫药如哌嗪、甲咪唑等。

3. 饭中服药

指用饭中间服用或与第一口饭一起吃。一般有些降糖药要求饭中服药。因为进食能显著增加有些药物的吸收，提高其生物利用度。与食物同服还能避免药物对胃肠道的刺激。食物（尤其是脂肪饮食）可促进胆汁的分泌，其中胆酸是具有表面活性的物质，能增加难溶性（尤其是脂溶性）药物的溶解。如灰黄霉素饭后服用，低脂肪饮食和高脂肪饮食餐较空腹时吸收增加 70% 和 120%。进食显著增加生物利用度的药物还有普萘洛尔、酒石酸美托洛尔、螺内酯、氨苯蝶啶、苯妥英钠、卡马西平、酮康唑、伊曲康唑、特比萘芬、环孢素、维生素 A、维生素 D、维生素 E、维生素 B2、普罗帕酮、美西律、尼群地平、非诺贝特、氯来他定、头孢呋辛酯、更昔洛韦、阿苯达唑、阿卡波糖等，均宜在第一口饭后立即服药。

4. 饭后服药

指在饭后 15 ～ 30 分钟服用。一般对胃有刺激性的药物宜在饭后服用，如吲哚美辛、阿司匹林、奈普生等。因饭后胃里充满食物，可减轻或缓和药物对胃的刺激。

除必须在饭前服下和必须在睡前服下的药物，其余均可在饭后口服。

5. 睡前服用

指睡前 15 ～ 30 分钟服用。要求睡前服用的药物有：泻药如大黄、酚酞等，服后 8 ～ 12 小时见效，睡前服下，第二日上午排便，较为理想。催眠药如水合氯醛、苯巴比妥等，为使适时入睡，可在睡前临时或提前服用。

6.症状发作时服用

多为急救药,在症状发作时服用,如硝酸甘油、异山梨酯、速效救心丸等。

药物有哪些剂型? 哪种最好?

药物既然要服用,那得有形状。药物剂型是指将药物制成适用于临床使用的形式,简称剂型。有一段时间里由于胶囊中铬含量超标的问题引起了大家的重视。那么药物的剂型到底有哪些? 其优点和缺点是什么? 哪一种更安全些呢?

目前常用的药物剂型可按以下方法分类[7~9]:

1.按分散系统分

溶液型:水溶液剂、溶液剂、注射剂。

溶胶型:胶浆剂、涂膜剂。

乳浊型:乳剂。

混悬型:混悬剂、合剂、洗剂。

气体分散型:气雾剂。

固体分散型:散剂、颗粒剂、片剂、胶囊剂。

微粒分散型:微囊剂、纳米囊剂。

2.按形态分

液体制剂:溶胶剂、水针剂。

半固体制剂:软膏剂、凝胶剂。

固体制剂:散剂、颗粒剂、片剂、胶囊剂、丸剂、栓剂。

气体制剂:气雾剂、喷雾剂。

3.按给药途径分类

这种分类方法是将同一给药途径的剂型分为一类,紧密结合临床,能够反映出给药途径对剂型制备的要求。

经外肠道给药剂型：此类剂型是指药物经肠胃道吸收后发挥疗效。如溶液剂、糖浆剂、颗粒剂、胶囊剂、散剂、丸剂、片剂。口服给药虽简单，但大部分生物技术药物易受胃酸破坏或肝脏代谢，引起生物利用度的问题。

非经肠胃道给药剂型：此类剂型是指除肠胃道给药途径以外的其他所有剂型，包括注射剂和局部组织给药。注射剂包括静脉注射、肌内注射、皮下注射、皮内注射及穴位注射等。局部组织给药根据不同的用药部位，又可细分为以下几种。

（1）皮肤给药：如外用溶液剂、洗剂、软膏剂、贴剂、凝胶剂等。

（2）口腔给药：如漱口剂、含片、舌下片剂、膜剂等。

（3）鼻腔给药：如滴鼻剂、喷雾剂、粉雾剂等。

在临床用药时，医生会根据疾病的具体情况使用不同剂型的药物，以最有利于患者和疾病的原则去选择药物。当然也存在着一些情况如在口服药物时选择胶囊剂、片剂，还是颗粒剂与丸剂。这时候不但要根据患者的喜好去选择。如有些患者可能觉得丸剂不好吞咽，也有些人可能觉得颗粒剂或者粉剂味道不好，也可能有人觉得胶囊那么大不好咽下去及咽下去会不会消化等顾虑。这些问题其实都完全可以根据患者的需要进行灵活变通。

需要说明的是患者在对这些药物的剂型进行选择时还要考虑的问题是：这些剂型中哪一种最安全？事实上，应该所有的剂型都是安全的。之所以造成目前这种对剂型安全性的考虑是因为一些不法厂商在生产药物辅料和使用药物辅料时采用了不适当的方式，或者使用了禁止使用的原料进行生产的缘故。因此，只要是采用合法的辅料生产的，其保存和使用的方法是正常的，那应该就是安全的。而不存在哪一种最安全、最可靠的说法。

需要特别强调的是：在药物的使用过程中一定要严格地按照药物说明书的要求去使用，千万不要如一些患者根据自己对药物的一点了解，按照自己的想法去使用。如有些患者认为片剂上有颜色，就将药片用水泡一泡从而希望将药片上的颜色洗掉；有些患者将胶囊里的药物倒出来，将胶囊扔掉而直接服用里面的药粉；有些人将外用的药物口服等。这些使用方法都是不正确的，都可能会导致药物效果的下降或者流失，影响药物吸收的方式和速度，有时甚至会导致药物损伤消化道等。无论是西药还是中药，即使是对消化道没有刺激作用的药物，也不要将外面的胶囊扔掉而直接服用里面的药物，因为也可能会影响药物的消化、吸收和疗效。因此，千万不要自行其是，随意使用自己认为可行的方法使用药物，以免对自己的身体健康造成危害。

剂型对药效和疾病有什么影响吗？

答案是肯定的，剂型对药效和疾病不但有影响，而且还有很大的影响。如上所述，剂型有很多种，这些剂型都是依据药物发挥效果的特点并针对疾病的特征而确定下来的。制剂设计的基本原则主要有如下 5 个方面[10,11]：

1. 安全性

通过剂型设计，降低药物刺激性及不良反应；如将阿司匹林设计肠溶性药物可以减少药物对胃的刺激作用，减少胃病的发生率。而另外一些药物如果其血液中的药物浓度超过一定的范围则会出现较大的不良反应，这时就可以通过将其设计为缓释或者控释剂型。这两种剂型可以通过将药物缓慢释放而将血药浓度控制在比较稳定的范围内，避免了血药浓度的明显波动，同时也能极大地减少药物的不良反应。

2. 有效性

指生物有效性及生物利用度，不同的剂型其生物有效性和生物利用度是不同的。如何增加生物有效性和生物利用度是患者和医生共同关心的问题。生物活性很高的药物，如果制剂设计不当，有可能在体内无效。药物的有效性既与给药途径有关，也与剂型及剂量等有关。同一给药途径，剂型不同，其作用也会有很大的不同。药物制剂的设计可以从药物本身的特点或治疗目的出发，采用制剂的手段克服其弱点，充分发挥其作用，增强药物的有效性。如通过静脉给药其有效性和生物利用度很高，可以达到 100%。但是通过皮肤等体外用药途径则生物利用度明显降低。因此，为了提高生物有效性和生物利用度，可以采用静脉用药的方式，不过，静脉用药也有不利的方面，所以不能所有的药品均可以采用静脉给药的形式。

3. 稳定性

指物理、化学、生物学稳定性。药物生产出来以后，是否在存放期间会保持物理、化学及生物学的稳定性，也必须经过检验才行。不同剂型的药物，其稳定性也有明显的差别。因此在药物保存时间长短、携带方便程度、耐热、耐湿等方面也存在着明显的差别。这对于患者而言也是一个很重要的方面。如一些蛋白质类生物制剂药物，如注射用白蛋白必须在4℃保存才可。而有些药物如包含有益生菌的整肠生、金双歧等，由于其中有细菌的存在，在保存和服用时均应相对低温。不能用太热的水服用，否则会造成药物的效果下降，不利于疾病的治疗。

4. 顺应性

指患者和医护人员对所使用的药物的接受程度，尤其是对患者而言，不同的剂型如颜色、形状、味觉和嗅觉等，患者的接受程度是不同的。如有些人喜欢吃绿色的片剂，有些人喜欢颗粒剂冲水喝，而有些人则认为直接输液比较好。

5. 经济性

指剂型与生产成本的关系。剂型与药物的生产成本密切相关。如目前软胶囊的价格比较高，控释剂型的价格也比较高。这主要是由于软胶囊所使用的明胶都是质量比较好的进口明胶，质地比较软，容易变形，不容易破裂也不会损伤口腔和消化道；而普通的胶囊则使用的是合格的国产食用胶囊，二者之间价格相关比较大。前一段时间一些黑心药品生产厂家为了省钱利用工业用明胶代替食用明胶来生产药物，由于工业明胶中铬的含量比较高，可以对人体产生较大的毒害作用，因此不能食用。另外，控释片的工艺操作要求比较高，目前国内大部分药厂的技术水平离国外还有一定的差距。因此，控释片的药物价格也相对比较高。但是，由于绝大部分的疾病都要求维持稳定的血药浓度，控释片的剂型还是具有很大的优势性的。

中药起效太慢不能用于治疗疾病？

临床上，有些患者要求用西药，不愿意用中药，说中药起作用太慢了。事实是这样的吗？

其实，在临床上，对于一些急性疾病的治疗药物，不同的医院、不同的医生有不同的选择。但是西药注射液由于使用方便、药效快，成分单一，纯度高，临床使用经过了科学的试验和临床验证，因此，西药被普遍认为是治疗急性病的首选药物，无论医生还是患者对于各种急性疾病的治疗首先想到的就是西药，而不是中药。因此，人们一般都认为中药不适用于治疗急性病。事实上，中药也可以治疗急性病，而且可以用于急救。例如，"独参汤""参附汤""四逆汤"都是古人用于抢救危重患者的良方。现在已根据古方制成了疗效更好、更迅速的中药制剂，如"参附注射液""清开灵注射液"等已被列为急救室的必备药物。只要使用得当，中药也是可以治疗急性病的。

但这里需要说明的是，毕竟中药只是在亚洲的一些国家使用，其研究方法、投入的人力、物力和财力都非常有限；而西药拥有全世界范围内的认可，几乎所有国家都投入了大量的人力、物力、财力进行研究，因此，西药具有更多的研究结果和使用经验。而且由于西药成分单一、纯度高，有大量的动物实验和临床研究结果的支持。总体上讲，医生的西药使用经验更多，西药可供选择的种类也更多。

但是，这并不能说中药起效慢。事实上，中药一进入人体就已经开始起作用了，并且已经通过多个作用机制对疾病发挥治疗作用了。之所以看起来起效慢是因为其中的药物成分没有像西药一样单一而且浓度高，在人体上的反应没有西药那么剧烈而已。但是中药的好处则是可以从多个机制和多个靶点对疾病进行治疗。对于一些慢性病的调理性治疗和辅助治疗，具有西药无可比拟的优越性。

所以，中药的起效并不慢，也可以用于急病的治疗。但是在实际诊疗过程中，使用中药还是西药，这决定于您所去的医院是中医院还是西医院，以及您的主治医生对疾病的诊断、用药经验及其治疗方案，并不能简单地说中药起效慢。

中药不良反应小，西药不良反应大吗？

有人认为西药不良反应比较大，不能长期使用，而认为中药不良反应小，可以长期使用。这种说法是不科学的！

首先，并不是所有的西药的不良反应都大而不能长期使用。西药中有不良反应很大的，也有很小的。不良反应大的，当然不能长期使用。例如，免疫抑制剂、细胞毒类药物、激素类药物等。这类药物长期使用后可能会引起免疫力低下、高血压、水电解质紊乱、心脑血管疾病、肝脏和肾脏损伤等，对患者而言要非常注意其不良反应。事实上，这些不良反应较大的药物的使用都是针对一些特殊疾病，并不是人人可用。使用时包括医生在内都是非常慎重的，并要定期进行随访和检查，将药物的不良反应尽量减少。

不良反应小的也理所当然的可以长期作用。比如，一些降压药物[钙离子拮抗剂、血管紧张素转化酶抑制剂（ACEI）、ARB]，改善心肌供血的药物（单硝酸异山梨醇酯等），没有明显的不良反应，即使有，也非常简单或者说对人体没有明显的损害。如果对于其不良反应能耐受，就可以长期使用。目前为止，这些药物经过 10～20 年的使用仍然未发现明显的不良反应。因此，对于这类药物的长期使用相对而言是安全的，同样，由于个体的差异，也可能有个别人出现较明显的不良反应。因此，使用这类药物时也需要经过医生的观察和调整。切忌不能过医生自行服用药物，而且为了方便省事还长期不去医院看医生。

有些药物虽然没有明显的不良反应，但仍然不能长期使用。例如，复合维生素 B 包含有 8 种维生素：维生素 B_1、烟酸、核黄素、泛酸、生物素、维生素 B_6、维生素 B_{12} 和叶酸。维生素 B 协同机体各种酶来完成其功能：其中包括协助碳水化合物和脂肪释放能量、分解氨基酸及输送含有营养素的氧及能量到整个机体；而维生素 B_6、维生素 B_{12} 和叶酸，对我们的心脏、神经和思维能力的保护作用则非常巨大，因而是人体生理条件下必需的几种物质，但是如果长期大量的使用仍然可能会出现中毒。笔者的门诊中有一位 80 岁的老先生，非常相信复合维生素 B 对自己具有特殊的效果，坚持长期大量服用。虽然笔者一再劝说，老先生仍然坚持服用。直到有一天出现了严重的心律失常，在医院经过抢救后才发现是由于老先生是由于维生素 B 服用过量引起的中毒。研究发现，大量服用维生素 B_1 会出现头昏眼花、腹泻、浮肿、心律失常等。孕妇过量服用，会造成产后出血不止。正常人每天摄入维生素 B_1 不应超过 50 毫克。如果大剂量注射维生素 B_2 会使肾小管发生堵塞，产生少尿等肾功能障碍。每天服用 3 克或更大剂量的烟酸可导致组织胺的释放，过量服用会使皮肤潮红、发热、瘙痒、出现蚁走感，也可发生心慌、恶心、呕吐等症状，并使哮喘加重。成人每天摄入烟酸不应超过 35 毫克，儿童则应更低。孕妇若使用大剂量的维生素 B₆，可能会影响胎盘对胎儿营养的供给，使胎儿的发育产生障碍。而叶酸应用过量会出现口苦、焦虑不安和睡眠规律反常等现象。孕妇过量服用会造成产后出血不止。成人每天摄入叶酸不应超过 1 毫克，儿童则应更低。因此，虽然维生素 B 是水溶性的，可以随尿排出。但是对于肾功能下降、尿量较少、年龄较大、代谢能力差的患者而言，过量使用极易引起中毒。所以，没有明显不良反应的药物，不当的使用也同样能引起不良反应。

另一方面，对于中药，整体而言不良反应较小，但是也同样存在着一些成分可能不良反应比较大的问题。对于不良反应大的药物，也不能长期大量使用；同样，由于个体差异及并发疾病等原因，即使是不良反应小的中药，在使用时也要根据药物的特性、疾病的种类和疾病的变化进行合理的使用。千万不要不经过医生而自行购买一些药物自行服用。这样做是很危险的。

常常听到一些患者说，我吃的是中药没有不良反应；或者说我只吃中药，中药的不良反应小。或者我从不吃西药，西药的不良反应太大。果真是这样的吗？事实上，这种观点并不是很正确，或者说不是很科学的看法。也许某患者服用的某些种类的中药不良反应比较小，但并不是说所有中药的不良反应都比较小。有些中药的不良反应还是很大的，如在中草药中有一些药物不仅具有毒性，甚至是剧毒，如水银、斑蝥、红砒石、白砒石等。有的生药的毒性还是较大的，如生附子、生半夏、马前子、生草乌、马豆、生南星等。但是经过炮制后，虽然这些药物毒性可大为降低，但若滥用或药量过大，仍然会发生不良反应，或出现中毒甚至死亡。有毒性的中草药使用时虽应注意，但对一些常用的中草药，也仍然要讲究剂量，若药量过大，同样也会导致不良反应，如甘草，药性平和，能调和诸药有健胃之功，具有补中益气，泻火解毒，缓和药性，和中缓急之功效。但若无故而久服，就能影响脾胃气机，有碍消化功能。黄药子用量过大，可导致肝脏损害和黄疸。木通用量过大，可引起肾脏损伤。苦寒的龙胆草、大黄及生石膏用量过大或长期滥用，可引起食欲减退、胃痛、腹泻等消化道的不良反应。

有的人说："中药无害，多多益善，有病治病，无病强身。"这其实也是一种误解，如人参、党参、黄芪等滋补药，如果滥用乱服同样也可导致不良反应。曾有病例报道，有这样一个人，本来身体已是健康无病，就因服用了一支东北人参，结果导致胃部胀满疼痛、头晕、面部潮红、血压升高、大汗淋漓，经诊断其症状乃因服用过量人参而致"人参综合征"。此人病好后，在很长时间乃食欲缺乏。因此，即使是补药也不能随便滥用，无病照样伤身而非强身。

当然，在服用一些药物的时候可能也会因同时服用着其他的药物会导致药效下降或者毒性增加的情况。也可能因为体质的差异，对于一些患者是良药，但是对另外一些患者可能就会成为不良反应比较大的药物。因此，一定要通过医生的辨证，合理地使用中药，千万不要看了一下报纸和个别媒体的说法，盲目使用中药。门诊上经常有一些患者，听信了一些公司的广告或者个别人的经验，自行购买一些中草药片，泡水喝。其实这也是很危险的一种做法。且不说麻烦不麻烦、费不费钱，这样做的结果是可能会干扰其他药物的作用，同时是不是对症也是一个很大的问题。

现在，患者既可能去看中医，也可能去看西医。中医也经常用西药，而西医也经常用中药，对大部分的患者而言经常是中药与西药同时使用。这时候就要非常注意中药与西药的协同作用问题。如在服用中药活血化瘀的同时，如果还服用阿司匹林，这时候就要特别注意阿司匹林的用量要适当减少或者停用，否则可能会出现出血的现象。当然具体的方案还要经过医生的调整方可实施，患者在医院时应当将其所服用的药物全部告诉医生，由主治医生去决定使用药物的种类剂量，患者切忌自行使用和停用药物，以免出现不应当有的危险。

药品的质量和生产厂家有关系吗？

在临床用药的过程中，有时候患者会发现上次用这种药物治疗时，效果还是不错的。但是，同样的药，换了一个生产厂家，怎么效果就不是太好了，这是为什么？

事实上，不仅患者自身的感觉，医生也同样有这样的发现。比如，一家医院的儿科使用国产头孢曲松钠连续3天，患者体温都无法控制，改用进口头孢曲松钠用了1次后，患者体温马上下降。多次实验后均出现这种现象。另外，一个患者反映在应用当地药厂生产的降压药物缬沙坦，效果不太好。但是在使用了另一个厂家生产的同一种药品后，效果非常明显，血压控制得很好。这到底是怎么回事呢？

事实上，国内也好，国外也好，不同厂家生产的药品虽都达到了国家规定的最低质量标准即《中华人民共和国药典》所收载的质量标准，但由于各厂家采用的原辅料不同，生产工艺、技术力量等不同，所以各自的内控标准也不同，药品的质量也是有一定差异的。因而在应用于临床治疗的过程中，药品的吸收不同，生物利用度等也不同，疗效自然也有所差异。

另外，个别国内企业，有时候存在偷工减料，使用有毒辅料的不道德甚至违法犯罪行为。这都是影响药物质量的重要原因。可喜的是，随着国家对药品管理的日益严格和执行力度的加大，以及管理的规范化，相信国内企业生产的药品的质量肯定会有很大的提高。

选择进口药品还是国产药品好？

在临床工作中，经常有患者说："给我用好点的药，进口的药吧。进口的药肯定比国产的要好。"；有的患者则说："不管进口的还是国产的药，能治病就行。"而有些患者则说："都是一样的药，能有多大的差别，给我用国产的就行。"

那么，在疾病治疗过程中，到底应该选择进口的药品还是国产的药品呢？二者之间到底有没有差别呢？

在讨论这个问题之前，先让我们看看目前医院用药的几种档次。一类是进口药，价格最贵；一类是中外合资厂生产的，次之；第三类是国内药物企业生产的，比较便宜。于是，有许多人认为，国产药价格低——便宜的肯定没好货；进口药价格贵——进口的总比国产的药好。为什么进口药品有非常大的诱惑力呢？大致有以下因素[12]。

（1）进口的药物，代理商家为了竞争图利，做广告比较多。

（2）药品本身制作工艺略高一筹，如美国，日本等国制药方面的确占优势地位，而且基本上绝大部分的新药都是外国研发，然后才进入中国的。

（3）价格比国产药贵好几倍，迎合"便宜没好货，好货不便宜"的心理。

（4）存在迷信心理，崇洋媚外的思想在作怪，认为凡是外国的东西就是好。

事实上，国家食品药品监督管理总局，中国药典委员会等国家相关管理单位已经颁布了《药典》《部颁标准》和《地方标准》等，规定了药品的"药品质量标准"。该标准是为了保证药品质量而对各种检查项目、指标、限度、范围等所做的规定。《药品质量标准》是药品的纯度、成分含量、组分、生物有效性、疗效、不良反应、热原度、无菌度、物理化学性质及杂质的综合表现。近年来，对于化学药品而言，国内药品审批机构一般都会以国外的质量标准为基础，制定国内的药物质量标准。近年来，这个标准基本上与国外的标准持平，甚至并不低于国外的标准。因此，单从质量标准上看，目前国内的药品并不次于国外的药。

但是，由于除个别的药物外，新药基本上都是国外的药企研发的。因此，肯定是这些进口药品最先占有市场，最先得到业界的认可、医生的认识和患者的体验。因而，患者已经习惯于应用进口药品，并可能认可了其效用。对于后出现的国产药就可能持有怀疑态度，或者怕麻烦、怕病情变化等不愿意换用。当然，也有我们国内一些药物企业自己放松对自己的要求，使用一些低劣的甚至有毒的药物添加品有关，如毒胶囊事件中的一些涉事企业。但是整体而言，国内的大部分药物生产企业还是比较踏实认真的，生产的药品是比较可靠的。

总之，对于同品种药品而言，进口药不一定就比国产药好，价钱高的药不一定就比价钱低的药好。如果你经济上许可，你又对进口产品比较认可，那就完全可以选择进口药品；而如果你觉得差不多的同类药品，价格相差很大，不愿意为此而多付出远远高于国产药品的费用，那就请选择国产药品。当然你如果就想支持国货，偏爱国货也是可以的。

同样的药品、同样的剂量，为什么价格相差很大呢？

为什么一种药物，化学名称完全一样，如同样是硝苯地平，不同厂家生产的药品价格相关很大。相信有不少人同样有这样的困惑，下面我们将以降压药为例进行简单说明。先看看化学名称为硝苯地平的药物的售价。

硝苯地平普通片，10 毫克 ×100 片，售价 2 元人民币左右；

硝苯地平缓释片，10 毫克 ×30 片，售价 15 元人民币左右；

硝苯地平控释片，30 毫克 ×7 片，售价 35 元人民币左右。

长效降压药与短效降压药的区别，顾名思义，长效降压药是它产生的降压作用持续时长，一次口服后降压作用可持续近24小时或以上。例如，目前大家常用的氨氯地平，只需每天早晨服用1次，就是因为它是长效降压药，降压作用持续在24小时以上。短效降压药是它产生的降压作用持续时间短。像硝苯地平（过去称硝苯吡啶或心痛定），口服后降压作用只持续6～8小时，每天服药需3～4次。

由于控制血压是一年365天、一天24小时都需要使血压保持在正常范围，这是短效降压药所做不到的。像硝苯地平这种短效降压药，即使你一天服用4次，也很难保持一天24小时的平稳降压。口服后1～2小时血压降得很低，到6～8小时后，降压作用已很小了。第2次服药后，又是一个周期，结果是血压呈波动性降低，低时很低，高时仍高，血压波动大。一天24小时的血压仍是波动很大。这样一来，不但会对患者造成不适的感觉，影响其生活质量，而且也可能不会有效地降低血管疾病的并发症如心血管重塑等。所以近年来新的降压药采用了新的技术，所生产的降压药基本上都是长效的。有些老的短效降压药采用制剂改良的方法，把它制成"控释片""缓释片"，口服后让药物慢慢释放出来，可维持24小时，成为"长效制剂"，也可一日口服1次。

目前对于同样的药品，可以加工成不同的品种，如普通片、控释片、肠溶片、缓释片、速释片等。那么这些不同的品种各有什么特点呢？

普通片即是把药物按普通方法制成片剂，通常称片剂。它保持了原有药物的作用、时间、性质。如氨茶碱片要求每日服药3次。有的药物在胃中不稳定或对胃有较强的刺激（有异味等），根据医疗要求在普通片外包上肠溶衣，制成肠溶片。口服后在胃中不崩解。进入肠道后，在肠液碱性条件下，包衣溶解、崩解，释放出药物，如肠溶阿司匹林，可避免阿司匹林对胃的强烈刺激。肠溶片不可掰碎，必须整片吞服。

缓释片和控释片是将药物用特殊的材料包裹或与之混合，使药片在一定酸碱度条件下缓缓释放而起作用。这类剂型有延长作用时间、减少给药次数的优点，如茶碱缓释或控释片可每日给药1次或2次就达到普通片每日给药3次的效果。

速释片是将药物与适当的速释材料混合制成的，服用后遇到体液可迅速崩解释放出药物而作用，如硝酸甘油片含于舌下迅速作用而缓解心绞痛。由于这些片剂的性质各不相同，因此在用药时应详细阅读说明书，按照规定应用药品。同时，就诊时咨询医生，问清楚使用药物的类型和用法。

通过以上对比，想必大家对于为什么都是同一种药物，对为什么价格相差甚远这个问题也就有了准确的答案了。在就医时，就不会对就诊的医院或医生产生怀疑了。

药物的禁忌证怎么理解?

某些患者服用禁忌药物后可能会有明显不良反应和不良后果的现象。凡属禁忌用的药品，应尽可能避免使用。比如异丙嗪，怀孕3个月以内的妇女属忌用，一旦服用有引起胎儿畸形的可能；异烟肼主要在肝脏乙酰化代谢为无活性产物，部分具有肝毒性，因此药源性肝炎患者、急性肝病患者、有异烟肼肝脏损害患者应禁忌使用。但是，在有些情况下病情需要用"忌用"的药品怎么办？在那种情况下，可用与该药有类似作用，但不良反应较小的药品代替；如果非得使用该药不可，也可以联合使用其他能对抗其不良反应的药品，会相对安全些。

另外，还有一类只限定于特定的人群不能使用的药物，一旦被误用会出现严重不良反应或中毒。比如，青霉素对青霉素过敏者应禁用；中成药天麻丸增加脑血流量强度与红花相似，六神丸含麝香成分等药物对孕妇应禁用；吗啡主要作用于中枢神经系统，产生镇痛、嗜睡、欣快、剂量相关的呼吸抑制等，支气管哮喘、肺源性心脏病代偿失调等患者禁忌使用；中成药牛黄解毒丸含人工牛黄，可通过孕妇进入婴儿血液循环，影响胎儿发育。这些药品的不良反应对某一类人会构成危害，甚至危及生命，所以要禁用。

因此，对于药品说明书中说明的禁忌证，患者一定要慎重。在没有得到医生明确的、反复的肯定之前一定不要使用，以免造成严重后果。即使得到了医生的确认，也要特别注意病情的变化。万一出现，应该及时就诊。

药物的用法与用量有讲究吗?

许多人都有这样的观点，认为如果大剂量地用药可以使疾病好得快一些。如果自我感觉不舒服严重就多吃点药，如果感觉还不错就少吃点。有时候觉得方便吃二顿药就吃二次，方便吃三次就吃三次，随意性很大。其实，这是很不科学的。

事实上，药物的剂量和用法是通过比较复杂而科学的方法，以及实验得出的科学、合理和比较准确的结果。尽管表面看来，就一个一日2片，一日3次的说法，但是它的制定则涉及动物实验、毒理学、药理学、药物化学、分析化学、药物代谢动力学、生理学、病理生理学、临床一期和二期试验等多学科、多部门，最后才得到一种药物适当的用法和用量。

药物可以治病，但是使用不当，也可致病。世界卫生组织调查指出，全球的患者有1/3是死于不合理用药，而不是疾病本身。有些药物在应用后，可出现一些症状，如首剂综合征、撤药综合征、灌注不足综合征、类帕金森氏综合征、小脑综合征、滥用人参综合征等。因为增加用药剂量，同样也会增加药物毒性反应的发生概率。一旦发生药物毒性反应，会对患者的中枢神经系统、消化系统及血液系统造成损害。而且过量用药，还会使人体内的药物浓度增高。如果人体的药物浓度超过了人体的代谢能力，药物会沉积在肾脏内，使肾功能受损。临床观察证实，随意增加药物剂量是导致患者发生药物性肝、肾损害的主要原因。因此，治病用药，必须讲究合理性，以防止药物引起的麻烦。首剂服用可引起反应的药物，宜从小量开始，逐渐增至所需剂量；不能骤停的药物，需经过一段时间的逐渐减量过程，最后才可停用（比如，β-受体阻断剂类药物如美托洛尔，如果需要停药，那么就需要逐渐减量，一般1～2周，千万不要本来一日2次，一次1片就突然停药，这可能会引起严重的心律失常）；降压治疗不可操之过急，应使血压逐渐下降。一般药物，病去即可停，切忌长期、大量滥用；更不要毫无目的地滥服补药。一旦发生药物反应综合征，应赶快就医。

同样，使用药物的剂量不足也是一个很大的问题。临床上有很多患者觉得吃的药太多，就少吃点，本来一日3次的药就改成2次，一次3片的改成1片。虽然省事了，但是药物的用法和用量是有讲究的，少吃了达不到该有的治疗效果，而吃药的目的不就是为了有效果吗？达不到效果那吃还有什么意义呢？

不要给其他患者药物！

如果你不是医生，你不是某人的直系亲属（即使是直系亲属也不行），记住，你宁肯给别人钱，也千万不要给别人药吃。关于这一点是有血的教训的。有一位热心的大妈，对于邻居和朋友都很热情，也很乐于助人。由于这位大妈有高血压，经常吃高血压的药物，放了支架后也吃抗凝血的药物。一天，大妈发现邻居老太太一个人在家，说平常吃高血压药，现在降压药没有了，只吃了其他的药，老头子去医院买降压药去了，现在没药了很不舒服。这位大妈想自己也是高血压，也吃降压的药物，给老太太吃点自己的药不就可以了吗？于是将自己的药物给老太太吃，还很大方地给了老太太3片。老太太也知道这位大妈是个热心人，于是想自己平常不舒服是由于血压比较高，医生说了如果血压比较高时可以加服1片药，现在自己不舒服肯定是血压比较高，吃两片药肯定好得快，于是老太太很感激地将降压药吃了。服药后不到1小时，老太太突然头晕目眩，心口疼痛，大汗淋漓。大妈着急了，赶紧叫110来，送老太太到医院，一查心肌梗死，这下可把这位大妈吓坏了，不是吃自己的药吃的呢？医生问过后告诉大妈，老太太血压是有点高，但不是特别高，还有冠心病，平常吃的降压药剂量比较小，而且由于同时还在吃的其他的药物也具有降压作用，在吃了作用比较强的大妈给的降压药后，老太太血压急速下降，从而导致心肌梗死和脑缺血，幸亏送到医院比较及时，经过抢救后，老太太的命是保住了，但是活动明显受限，恢复也是漫长的事情，而且医疗费花去了1万多元，老太太又没有医疗保险，怎么办呢？经过协商后，老太太的家人也还算比较通情达理，最后大妈花了一半的钱，才没有被诉诸法律。这里要说的，并不是我们看到街坊邻居有危难而不去施以援手，而是我们应该采用什么样的方式帮助别人，例如，赶紧打110、120寻求帮助，或者在医生的指导下提供药物，并进行安全使用等正确的做法。

仔细核查药品名称、剂量、姓名、单位等信息

多年从事临床医疗工作，曾见到过因医院工作人员不够细心发错药物的事例，结果患者自己拿回家，直到吃药时才发现的；也有由于姓名相同，但是年龄不同，在挂号时没有发现，直到取完药才发现的。还有患者取完药才发现有的药能服用1个月，有的只能服用1周的。

这些事情的发生，有的是医生不够细心，可能会开错药品的剂量和种类；有的是药房工作人员不够仔细，就可能会发错药；也有的是挂号人员不够仔细，将甲患者的病例号误输入为乙患者的病例号等情况。记得有一个患者，姓名完全相同，看完病后，笔者看他的单位那里写的是湖南省某县，就随便问了一句，从湖南来的啊，怎么跑这么远来看病？那位患者很惊奇地看着笔者说："我就是本地的啊？"经过进一步交流，才发现，这是一个同样姓名的人，而且性别相同，年龄也相似。据近年统计，姓名带有很大的时代和性别色彩，比如，目前全国姓名叫张伟的有近30万人，基本上都是男性；而叫李娜的有近26万人，基本上都是女性，其他还有王伟、王芳、李伟等，重名重姓的非常多。而现在由于交通便利，全国的患者集中到大城市看病的非常多，这就更进一步增加了这些同名同姓同性别者相聚的机会。

因此，现在去医院看病，请大家一定要注意自己的姓名、性别、年龄、卡号和住址等方面的信息，并查看一下所用的药种类对不对？够吃多少天？确认无误再拿处方去药房取药，取药时要好好看看药房给的药种类对不对？盒数对不对？再想想还有没有什么要问医生的，如果有赶紧去。只有这些情况无误后才能放心回家。千万别不管三七二十一，取药回家，回家吃药时发现，弄错了药品，剂量也不对，不知道怎么吃等（有些药品说明书和处方上写的并不是真正要吃的剂量）。这时再回去退药是不行的（因为卫计委规定的一旦离开药房，药品是不能再退回去的）。即使最后找这个找那个终于解决问题了，但是作为我们患者自己，耗费了很大的精力和很长的时间，甚至憋了一肚子的气，是不是？如果能防患于未然，不是更好吗？

参考文献

[1]　毛光骅 . 我国最早的医学著作——《内经》[J]. 河南赤脚医生，1978(6).

[2]　稻香 . 科学看待"是药三分毒"[J]. 科普天地：资讯版，2010(1): 11.

[3]　谭增子 . 洋地黄中毒的早期表现 [J]. 山东医药，1994(3).

[4]　齐莹，李国邦 . 中西药联用过程中药物的相互作用 [J]. 中国中医药现代远程教育，2009，7(4): 69.

[5]　揣莘桂 . 谈口服药品的服用时间 [J]. 河南大学学报：医学版，1997(3): 31-32.

[6]　李长玉 . 药物疗效与服药时间有关系 [J]. 药物与人，2008(1): 26.

[7]　梁秀敏，张玉梅，张书宁 . 常用药物剂型选择与临床合理应用 [J]. 中国煤炭工业医学杂志，1998(1): 54.

[8]　赵志刚 . 家庭常用药物剂型须"对路"正确服药有讲究 [J]. 医药与保健，2013(1): 42.

[9]　陈小灵 . 常见药品剂型的外观、贮藏要求及保管方法 [J]. 海峡药学，2007，19(12): 164.

[10]　李有才 . 浅析制剂设计的基本原则 [J]. 中国社区医师：医学专业，2006(15): 30.

[11]　圆部尚，丛大可 . 制剂设计和选择剂型的条件 [J]. 药学进展，1988(2).

[12]　高羊 . 进口药比国产药效果好吗 ?[J]. 中国卫生画刊，1991(2).

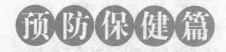

预防保健篇

疾病重在预防，医生要不治已病治未病。科学合理的预防保健措施能延迟和预防疾病的发生，而不科学不合理的预防保健措施则能加速和促进疾病的发生。那么要不要预防保健、怎样预防保健是一个值得关注的问题。

定期体检

定期体检非常非常非常重要（这里的"非常"没有多写或写错，只是想强调定期体检的重要性），尤其是随着年龄的增加，定期体检的重要性怎样强调都不过分。机器需要经常检修，人需要经常体检，其中的道理是一样的。从某种意义上说，人就是一台非常精密而且非常高级的机器。很多的疾病，其实如果在早期进行体检就完全可以早期发现，如果得到及时治疗就能完全治愈或病情能得到控制；相反，如果不定期体检，不能及时发现人体的异常，等到疾病严重了，出现了明显的症状才去治疗，经常是已经到了疾病的晚期阶段，是不可治愈的。比如，每年在体检的时候，总是能发现许多的患者，要么有高血压根本就不知道，有的发现了高血脂，有的心电图显示有缺血的表现，甚至有的人发现了肺部、乳腺或者前列腺肿瘤。每年在对医务工作人员进行体检时都会发现这样那样的疾病，有的甚至是恶性肿瘤。应该说医务人员都是非常注意自己的身体，且对医疗知识了解的相对比较多，自己也都没有发现自己的疾病，也是通过定期体检才发现的，其他的非医务人员更应该注意每年体检才对。

也许患者初次发现自己患病会非常震惊，也非常痛苦，这是大家都能理解的。但是，从另外一个角度来说，这也是一件好事，如果不是体检，那么这些疾病更不能得到及时的发现和治疗，等到疾病引起严重的并发症如心功能衰竭或者脑卒中或者心肌梗死，或者肿瘤已经转移，那时候就晚了。对患者而言，影响就非常的严重，甚至是威胁生命的。很多的患者对是不是应该定期体检不太确信，这里告诉大家，你可以看看医院和医生，以及那些领导们是怎么做的。他们每年都要体检的，尽管给医生体检的项目有时候不是太多，但是大家完全可以模仿一下，即使完全自费也是应该做的，这绝对是非常有利的一件事情。

学会自己照顾好自己

学会自己照顾好自己，并不是一个简单的事情。有很多的人对自己的身体并不是太在意，工作起来没日没夜地干，想吃时就放开吃，想喝时随便喝，想玩时可以通宵玩，基本上没有节制，尤其是当还年轻的时候。这些人也许可以说是那种比较放得开的人，比较随心所欲，认为人生就是放松自己，随意自己。经常也碰到有一些患者即使到五六十岁的年龄了也是如此想法，而且还不限于男性，一些女性也是同样的想法。"想吃就吃，想喝就喝，不好好吃喝玩乐，哪天老天叫时后悔都来不及了。""就怕死的时候钱还有一大把没花完。"抱有这种想法的人其实很常见，其心中总的想法是一种对未来没有更多的希望，对人生没有把握，有的人甚至放纵自己，认为人生短暂，不知道哪天就走到头了。便希望在有限的人生中享受一下生活，疯狂一次，这样才不白来人世一趟。

其实，这种想法也不能说就一定不对，因为不同的人有不同的家庭背景，有不同的生活经历，有不同的想法，因而对生活也有不同的态度。但是，既然我们都来到了这个世界上，如果不为别人考虑，作为我们自己，我们肯定希望自己能活得长一点，生活质量高一点，心情好一点。那么如何才能做到这"三点"呢？随便吃喝，随意玩，情绪随意发泄能否做到这"三点"呢？很明显不能。科学已经告诉我们，生活完全随意，对于心情而言，可能是很尽兴。但是，我们的身体却并不能适应这一切。人类的身体已经与大自然比较完全地融合为一体了，如吃的、喝的、生活规律性及环境对人体的影响等，都是一致的。大自然经历一年四季、一日24小时，人体的节律也完全与这个节律相适应。人体的消化系统、呼吸系统、心血管系统及生物节律都与此一致，如果不能按时休息、按时吃饭、过度劳累、精神长期处于紧张状态等，均会造成人体生物节律的紊乱，这时人体就会出现很多的不适。早期可能是一种我们现在通常所说的"亚健康状态"，如疲乏、睡眠障碍、记忆力下降、食欲不佳等，如果长期处于这种状态，则可能会出现抑郁症、消化道疾病、高血压、失眠等。如果有这些问题存在，我们不可能过上那种好一点的生活，身体不可能健康，因而心情也不可能很好。

因此，只有健康的生活方式，如按时作息，适当运动，健康饮食，乐观心情，不熬夜、不暴饮暴食、不以物喜、不以己悲，表面上看来我们似乎对自己太苛刻，实际上这才是真正地爱惜自己，而那种表面上看来很享受的生活方式，才是对我们自己的身体最有害的，最多也只能暂时性享受，对于我们整个人生而言，是得不偿失的。因而，爱惜自己的身体，并且为了爱惜自己的身体，要尽可能地去做我们能做到的一切事情。如果自己都不爱惜自己，怎么指望别人去爱惜？如果你病了，即使是你自己最亲近的人，甚至任何人，都无法代替你承受疾病的折磨和痛苦，任何人也没有办法将自己的生命送给你以延长你的寿命。因此，一定要尽力去爱惜自己的身体，维护自己的健康。一个人，如果没有健康，一切都是空想；但是如果你身体健康，即使你很穷困，你至少还有健康，不是吗？

患病后可以使用保健品吗？

随着当今预防科学的发展，人们更提倡防病于未然，即以养生保健为主的方法，用保健品预防疾病，以延年益寿、强身健体。而在疾病发生时可以作为调养、辅助、病后康复的手段。很多患者花了很多钱去买保健品，并食用多种保健品。有些患者觉得国产的不好，直接托人从境外带外国生产的保健品或者网上购买。那么，患病后该不该使用保健品？使用什么样的保健品？使用进口的好还是国产的好呢？在回答这些问题之前，让我们先看看什么叫保健品。

《保健（功能）食品通用标准》（GB 16740—1997）第 3.1 条将保健食品定义为："保健（功能）食品是食品的一个种类，具有一般食品的共性，能调节人体的机能，适用于特定人群食用，但不以治疗疾病为目的。"所以在产品的宣传上，也不能出现有效率、成功率等相关的词语。

保健品与药品之间的区别主要表现在如下4个方面。

（1）生产及配方组成不同。药品的生产能力和技术条件，都要经过国家药品管理部门的严格审查，并通过药理、病理、病毒方面的严格检查及多年的临床观察，经有关部门鉴定批准后，方可投入市场。而保健品根本无须经过医院临床实验，可直接投入市场。这样，属于药品的必然具有确切的疗效和适应证，不良反应明确；属于保健品的则不然。

（2）生产过程的质量控制不同。作为药品维生素类产品（药字号），必须在制药厂生产，生产过程中的质量控制要求很高，比如，空气清洁度、无菌标准、原料质量等，要求所有的制药都要达到GMP（药品生产质量规范）标准；而作为食品的维生素类产品（食字号），则可以在食品厂生产，标准比药品生产标准低。

（3）疗效方面的区别。作为药品，一定经过大量临床验证，并通过国家食品药品监督管理总局（SFDA）审查批准，有严格的适应证，治疗疾病有一定疗效；而作为食品的保健品，则没有治疗作用，仅仅检验污染物、细菌等卫生指标，合格即可上市。

（4）说明书和广告宣传方面的不同。作为药品，一定要有经过国家食品药品监督管理总局（SFDA）批准的详细的使用说明书，适应证、注意事项、不良反应等十分严谨；而作为食品的保健品，说明书不会这样详细、严格。

看了上面关于药品与食品的区别，我们就知道保健品并不等同于药品。药品主要目的是以治疗为主，而保健品则旨在养生，根据材料自身所具有的功效，对人体的生理系统、免疫能力起到一定的改善和调节作用。保健品对人们身体有益是可以肯定的，但是，保健品的功用只重在"补"，不能具有治疗作用。患者患病后根本没有必要使用厂家宣传的具有"治疗作用"的保健品。这是因为作为食品的保健品根本就不能具有这样的作用。如果有些企业宣传具有这样那样的治疗作用，那是违法的虚假宣传。而具有治疗疾病的作用，只能是药品或者是药字号的保健品，如果必要，将会由医生统一进行使用。

所以，患者在患病后一般都要进行药物治疗，大多数情况下根本没有选择保健品的必要。有时，如果确实必要，比如在手术后使用一些补品时，为确保安全，最好选择SFDA批准的标有"OTC"（非处方药）字样的药品，购买时看看是否附有详细说明书等才行。而在服用属于药品（药字号）的保健品前必须仔细阅读说明书，要按推荐剂量服用，不要超剂量服用，尤其重要的是需要经过医生的认可。否则可能会干扰治疗疾病所用的药品的作用，从而引起不良后果。

保健品该不该吃？

现在一些人的家庭经济状况比较好，就开始吃大量的保健品。这一方面是由于一些保健品厂家的大量宣传，宣称用了保健品也同样能具有药物的作用，如喝茶就能降压；喝茶也能降糖。另一方面，也是由于在医学上对于疾病的预防保健的宣传也逐渐深入人心。但是对于保健品是不是应该吃这个问题，我们还是要认真地对待。

如前所述，保健品对于人体保健具有一定的作用。但是，既然是保健品，其适用的范围和效果就只停留在保健方面。如果能达到治疗效果，这种保健品，我们还是不吃比较好。其原因如下。

如果保健品能达到治疗的效果，谁敢吃啊？大家都知道，吃药要经过具有良好的医学背景的医生根据患者的具体病情才可以调整应用的，而保健品是可以随便使用的。因此，如果某位正常人或者患者服用了这种保健品后会怎么样？如果说能降压，那么能降多少？会不会有危险？什么原理降压的？会不会出现什么不良反应？这些都不知道，怎么敢随意使用呢？一些患者使用保健品后发现，果真能降压，或者能降糖，于是就长期的大量服用。但是却没有去认真地思考一下保健品为什么能达到药物的作用呢？最简单的原因就是保健品里有能够降压的成分。那么这种降压的成分是什么呢？如果知道，那么这种成分既然能够降压，又怎么能没有经过医生而随便应用呢？而如果不知道，具有明显的降压作用的这种保健品又有谁敢随便用呢？能随意使用吗？

另一个不建议使用的原因是现在的保健品在质量上很多都还存在着问题。如有的保健品为了能增加所谓的效果，私自添加了一些不该添加的成分，也不管这种成分是否会对人体产生不良的影响，只是一味地想达到所宣传的能产生其宣传效果的某种作用。这种现象现在在业内很常见。可以想象一下，患者在服用了这种保健品后能达到保健作用吗？不但达不到保健的作用，反而可能起到极大的危害。当然不能排除有一些保健品具有这样那样的保健。但是既然称之为保健品，其作用也仅限于保健，如在没有出现疾病的状况下，像体形较胖或者有家族性的疾病，但是服用者本人目前并没有这方面的疾病，这时可以使用一些比较可靠的保健品。如果到了疾病阶段，由于真正的保健品的作用是比较弱的，起不到什么作用。不但增加花费而且也增加了可能的不良作用，同时还可能会干扰治疗。因此，应该对于保健品采取谨慎的态度，只可以使用那些正常生活中常用的具有保健作用的食品，而对那些经过处理的所谓保健品，笔者认为最好不要使用，如果非要使用，也只使用那些品牌产品，也许相对可靠一些。也有一些人自己挑选一些中草药自己泡着喝，这种情况也很不好。从中医的辨证角度考虑，每个个体即使是健康的，但是其体质也相关很大，随意选择别人认为好的或者自己觉得好的中草药泡着喝，有可能对自己的身体造成不利的影响。虽然作用不一定强，但是长期喝下去，也会产生较大的影响的。如果确实想喝，找个中医看看再喝吧。

患病后可以喝茶、喝咖啡等吗？

中国是茶的故乡，也是茶文化的发源地。中国茶的发现和利用已有四五千年的历史，且长盛不衰，传遍全球。茶是中华民族的举国之饮，发于神农，闻于鲁周公，兴于唐朝，盛于宋代，普及于明清之时。因此，中国人喝茶已经成为一种文化。明高濂的养生经典《遵生八笺》中写道[1]："人饮真茶，能止渴消食，除痰少睡，利水道，明目益思，除烦去腻，人固不可一日无茶。"多年的研究发现茶可能具有如下多方面的作用。茶能使人精神振奋，增强思维和记忆能力。能消除疲劳，促进新陈代谢，并有维持心脏、血管、胃肠等正常机能的作用。茶叶含有不少对人体有益的微量元素。饮茶能抑制细胞衰老，使人延年益寿。饮茶能兴奋中枢神经，增强运动能力。饮茶可以预防老年性白内障。饮茶能防暑降温。

合理的喝茶对人体是有百益而无一害的，但是如果不合理的话那就对人体有害处了。喝茶要看体质，中医认为人的体质有燥热、虚寒之别，而茶叶经过不同的制作工艺也有凉性及温性之分，所以不同的体质饮茶也有讲究。

燥热体质的人，应喝凉性茶；虚寒体质者，应喝温性茶。平时情绪容易激动或比较敏感、睡眠状况欠佳和身体较弱的人，晚上还是以少饮或不饮茶为宜。另外，晚上喝茶时要少放茶叶，不要将茶泡得过浓。喝茶的时间最好在晚饭之后，因为空腹饮茶会伤身体，尤其对于不常饮茶的人来说，会抑制胃液分泌，妨碍消化，严重的还会引起心悸、头痛等"茶醉"现象。

喝茶常见的有以下几个误区。如由于新茶存放时间短，含有较多的未经氧化的多酚类、醛类及醇类等物质，对人的胃肠黏膜有较强的刺激作用，易诱发胃病。所以新茶宜少喝，存放不足半个月的新茶更应忌喝。茶叶在栽培与加工过程中受到农药等有害物的污染，茶叶表面总有一定的残留，所以，头遍茶有洗涤作用应弃之不喝。空腹喝茶可稀释胃液，降低消化功能，加水吸收率高，致使茶叶中不良成分大量入血，引发头晕、心慌、手脚无力等症状。茶叶中含有大量鞣酸，鞣酸可以与食物中的铁元素发生反应，生成难以溶解的新物质，时间一长引起人体缺铁，甚至诱发贫血症（正确的方法是：餐后一小时再喝茶）。茶叶中含有茶碱，有升高体温的作用，发热患者喝茶无异于"火上浇油"。茶叶中的咖啡因可促进胃酸分泌，升高胃酸浓度，诱发溃疡甚至穿孔。在月经期间喝茶，特别是喝浓茶，可诱发或加重经期综合征。医学专家研究发现，与不喝茶者相比，有喝茶习惯发生经期紧张症概率高出2.4倍，每天喝茶超过4杯者，增加3倍[2,3]。

针对患者，由于已经具有身体上的某种异常，尤其是具有上述疾病的情况下，不应该喝茶，以免对疾病产生不利影响。另外，由于茶叶中的一些成分能兴奋中枢神经，并引起心跳加速，心脏方面疾病患者，尤其应该注意这方面的问题；而且，茶叶可能会干扰药物的作用。因此，我们的建议是，如果已经患病，那么最好不要喝任何茶，只喝凉开水就可以啦。如果非得要喝，那就最好找个中医，辨证一下体质情况，判断一下病情，再针对性地适当喝点，且忌过量。

对于喝咖啡，也同样要注意。虽然咖啡中一些成分对于人体有好处，如咖啡可以消除疲劳、预防胆结石、可防止放射线伤害、保护心脏血管的功能、提神醒脑，少量的咖啡可使人精神振奋、心情愉快、舒解忧郁等。但是喝咖啡可增加患心脏病的危险，造成神经过敏，可导致血压升高，诱发骨质疏松，持续的高剂量摄入会导致消化性溃疡、糜烂性食道炎和胃食管反流病。也可出现咖啡因中毒，出现包括上瘾和一系列的身体与心理的不良反应，比如，神经过敏、易怒、焦虑、震颤、肌肉抽搐（反射亢进）、失眠和心悸。另外，咖啡因还会降低妇女受孕的机会，增加流产的风险，阻缓胎儿的发育等。既然咖啡能让人有时候感觉到舒服，当使用不当时同样会导致不舒服。因此，患者是否该喝咖啡也要在医生的指导下进行，且不可随意大量喝咖啡。

运动可以治病吗？

很多人得了高血压、冠心病、糖尿病等后，坚持不吃药，究其原因，主要的想法是，我觉得运动就行了，根本不用吃药，而且我现在感觉挺好的。

做规律的运动，可以给健康带来极大的好处。这些好处如下所述：增加心肺功能，长期的规律运动，可以减少心脏血管疾病的危险性；是控制体重最有效的方式，运动可消耗大量的脂肪；运动有助于消除精神的紧张与压力；有助于减少老化的现象，如骨骼疏松；可以增强体质，提高自身的免疫能力，对防止疾病的发生和一些疾病的治愈有一定的促进作用。

大部分的健康人，在运动后血压会升高。大部分的患者在门诊时只要着急多跑了几步，一测血压就增高了，那么只靠运动怎么能治疗高血压呢？记得曾经有一位60岁的老先生，血压比较高，150/100 mmHg，心脏还有点问题。由于他年轻时是运动员，一直坚持跑步治疗而未进行药物治疗。家属多次提出他要进行药物治疗，而医生也多次郑重建议他进行药物治疗。据家属讲，这位老先生尽管把药买回家了，但是却从来不吃。直到有一天在跑步时摔倒在地上出现脑出血为止。到现在还在床上躺着呢！

因此，决不能认为"运动能治病"。有病还是要先看医生，在医生的指导和建议下合理的运动。这是因为有些病可以进行运动，而有些则不能进行运动，如糖尿病可以运动，但是冠心病就只能适量的运动；有些病要看有没有并发症和危险才能决定是否可以进行运动。比如，高血压如果没有出现心功能异常，也不是特别高的血压，那么可以进行适当的运动；但是如果血压比较高，合并有心功能异常，或者冠心病，那么就要非常注意运动的量和剧烈程度，并进行正规治疗，而不能单纯靠运动去治疗疾病，那样做有可能贻误疾病的治疗，更有可能适得其反促使病情的恶化。最好的办法是去医院经过医生的评估，看是否适合进行运动？每天的运动时间是多少？每次运动的幅度应该有多大？只有这样，在医生的建议下，进行适当的运动。因此，运动是有好处的，但是对于患者而言，运动是有限制的，不能随意运动。

可以辟谷治病吗？

科学研究发现，低等生物真菌、果蝇、小鼠和犬类等，限制能量摄入均能起到延长生物寿命的作用，即"饥饿"的动物不但活得更久，并且似乎活得更健康。基于这样一些事实，辟谷现在开始吸引了一些人的注意和践行。

辟谷又叫却谷、却粒、绝谷、去谷、断谷。现在的辟谷一般在食气的同时，还需进食杂食和药饵。关于所服之药，各家各流派也不尽相同，常用的杂食是芝麻、黑大豆、红枣、栗子、胡桃肉、蜂蜜及酒类。至于药物就更多了，有地黄、黄精、何首乌、枸杞子、天门冬、麦门冬、菊花、茯苓、白术、松子、柏子、苡仁、山药、杏仁、白芍、菖蒲、泽泻、石韦等。还有一些辟谷人士只是提倡少食，在辟谷过程中仍进少量主食[4,5]。

动物实验的研究结果很自然地被推广到人类身上，尽管这并不是很科学的做法。但是从疾病预防的角度来说，节食有助于治疗一些营养过多的疾病。不过，节食同样需要在科学的指导下进行。如果只是长期进行所谓的"服药辟谷"，那么摄入的营养素难免失衡。同时，由于长期的禁食或者限制食物摄入，会改变人体的内分泌代谢，并可能造成人体的内分泌代谢紊乱，从而加重糖尿病诱发新的疾病或并发症等，如对于糖尿病患者可能会导致酮症酸中毒，危及生命。另外，对于消化系统也会有很大的影响。因此，如果确实要进行辟谷或者节食，那么一定要采用科学的方法，兼顾各种营养的合理搭配；同时，也要经过医生对自己健康和疾病状态的正确评估，方可进行。且不可贸然行之，伤害身体，并引起不良的后果[6,7]。

保健是一个长期的过程

保健问题不是一个一朝一夕的事情，而是一个长期的艰苦卓绝的过程。不但需要耐心、恒心，也需要很强的决心，才可能办到。有些人可能在某些时候很注意保护自己的身体。能比较注意健康饮食，保持乐观向上的积极心态，但是这种情况如果不能持续，则其效果就会大打折扣。有时候甚至会造成不良的后果。比如，有的人一段时间内饮食毫不注意，暴饮暴食，而在另外一段时间里，却想尽一切办法，要减肥，连续一个星期、一个月不进行正常的饮食，只吃水果蔬菜，甚至服用一些减肥药物，因而在一定时间内将体重进行了控制。但是，这种做法是非常不利于身体健康的。一方面这些减肥药物基本上都对身体具有一定的伤害作用。另一方面，连续一周不进行正常的饮食，对于身体而言是一种巨大的伤害。不但会造成消化系统损伤和内分泌系统功能的紊乱，有时候还会造成厌食症，甚至危及生命，害处十分巨大。

因此，最好的方法是在日常生活中，节制饮食，有计划地进行饮食，合理膳食。水果与主食，蛋白质与糖分等，按比例进行，当然这个比例是粗略的。另外，一定要结合运动。笔者在门诊中发现有些患者是在运动，但是无论是运动量还是幅度都太小了。当然，年龄大了，并且患有一定的疾病，运动适量是必要的。但是运动的量和幅度一定要根据自己的耐受程度，适当增加。否则运动量和运动幅度太小，可能达不到效果。如果有关节炎或者腿脚不便，可以在室内或者床上进行一些运动，也是有效果的。另外，还要规律生活，情绪平稳，并长期坚持下去，你的健康情况肯定会得到极大的改善。

避免过度保健

保健是一件很好的事情，但是任何事情切忌过度。这里主要说的是关于保健品及食用具有保健作用的食品方面的问题。一个简单的例子是，有一位老太太，曾听过某位有名专家有关保健的讲课后，知道了黑木耳可以降低血脂，而且专家也提出了黑木耳的功能和作用，于是就自己回家买黑木耳吃，每天能吃半斤多。一周下来，就已经吃得一看到黑木耳就想吐。

黑木耳当然可以降低血脂，但是能降低到什么程度呢？是有人做过多少的实验研究，还是根据中医的一些理论和前人的研究结果？抑或是自己的经验？这里要说的是，如果黑木耳真的有那么好的作用，那就不能吃那么多。需要经过医生的调整和剂量控制才可以的；而如果没有那么好的作用，吃那么多不感觉到既麻烦，又增加了花费，而且还没有起到相应的作用，有必要吗？

如果真是存在着某种疾病，只靠保健品是不能完全达到效果的，必须使用效果更强的药物，要去看医生。只是听某位专家的讲课、道听途说或者看了某本非专业书籍是很不可靠的，而且往往断章取义，非常不科学。

当然，这里并不是要对保健品的作用进行彻底的颠覆，让大家完全放弃保健品，而是说在应用保健品时要根据我们的具体情况科学、会班地使用。即如果发现了疾病或者不适，就应该去医院，医生会根据你的情况建议你使用保健品或者药物。而如果是疾病状态，也可以适当地使用。但是过度地使用某种有保健作用的食品进行保健，那是没有必要的，而且也是得不偿失的。

对自己进行健康评估和管理

人活着，就要健康地活着。如何知道我们是不是健康，不能等得病了、难受了再去为失去的健康而后悔，而是要在更早的阶段。如果说在未成年之前，是父母长辈掌管我们的健康。但是，当我们成年后，则需要自己掌控自己的健康，为自己的健康负责。那么，如何才能更好地对自己的健康进行评估并进行有效管理呢？

要进行健康管理，先需要对自己的健康评估。健康评估是指结合个人的体检数据、生活方式和习惯、个人疾病史、长期用药、就医记录、家族史等相关健康信息，评估出在未来几年甚至几十年内，可能发生某些慢性病等的危险性或趋势。结合健康评估报告中专家给出的饮食、运动、生活方式等方面的建议，对日常的生活给予指导，一点一点地改善不良的生活习惯，从而有效地控制和消除您的健康隐患，减少或相对减少疾病危险因素，从而帮助降低个人患慢性病的危险性，预防疾病的发生，维持与个体年龄一致的良好状态，达到长久健康的目标，享受快乐的生活。

除了在医院可以找专家给我们做健康评估，在日常生活中我们自己可以对自己身体进行一个大体的评估。由于健康的概念并不仅仅是没有疾病或虚弱，还包括生体、心理和社会适应的完好状态。身体健康表现为体格健壮，人体各器官功能良好。心理健康指能正确评价自己，应对处理生活中的压力，能正常工作，对社会做出自己的贡献。社会适应的完好状态，是指通过自我调节保持个人与环境、社会及在人际交往中的均衡与协调。

不同的年龄，有不同的健康标准。通过了解自己身体、心理状况，该换工作的换工作，该减肥的减肥，该吃药的吃药，该看心理医生的看心理医生，决不能讳疾忌医，应该保持和争取健康的体魄。

疾病预防要从娃娃抓起

疾病的发生并不是偶然的，而是有一个发展过程。这个过程甚至是从幼儿时就开始的。如一些不良的生活习惯、不好的教育方式等，均可能导致后来的疾病。如对幼儿容易照顾不周，造成幼儿容易感冒，这样可能会造成长大以后出现心肌炎、风湿性心脏病等。有些人认为孩子应该随便吃，能吃多少就吃多少，吃得胖点才可爱等，结果孩子吃了大量的脂肪类食物，造成了早期和成年以后血管动脉硬化等。有研究发现动脉的硬化并不全是从成年人开始出现的，而在儿童时期，食入较多的脂肪类食物也同样能造成动脉硬化。这种动脉硬化与成人的动脉硬化是同一种疾病，也同样会造成如心脏、脑及肾脏等方面的并发症。所以对疾病的预防也同样应该从孩子时就抓起。作为成人就应该自身更注意这些问题。当然，对于孩子而言，如果能在以后的生活中避免这些不良的生活方式，那么预后会好得多。也可能就不会出现相应的心血管并发症。

另外，为了防止孩子的肥胖，除了基因没有办法改变，生活方式等方面还是可以改变的，这主要在于孩子的父母。我们经常可以看到，那些父母胖的，孩子也基本上都胖；父母活动比较少的，孩子也活动得比较少；而父母整天忙于看手机的，孩子对手机也非常地感兴趣。当孩子一旦养成了不健康的生活习惯，要改起来是很困难的。因此，做父母的，一定要采取健康的生活方式，为了自己，也为了孩子。

在哪里体检比较好？

现在很多单位每年都有给单位的职工免费体检的福利。这是一种非常好的事情，有利于疾病的早期发现、早期治疗和早期预防。但是在如何选择体检机构方面却相差很大。现在的体检机构非常多，但是，体检机构仪器的先进程度、检查人员的水平、检验项目的多少、质量控制方面都存在着很大的差别，如有些体检机构聘请一些退休人员、刚毕业的医学生，甚至一些非专业人员从事主要的体检工作，这无疑会影响到体检的质量。因此，如何选择好的体检机构就显和非常重要。

目前，对具体哪家机构好而哪家不好，没有人进行过专业的、有权威的水平评定，完全根据朋友之间的推荐或体检机构自己的宣传。事实上，由于疾病的诊断和治疗都是在医院进行的，而医院的体检机构大部分都由医院的医生和技术人员进行的体检与操作，而化验检查也完全由医院的检验科进行检验，这就有非常好的一致性。而体检机构所做的体检结果对于大医院的医生来说，诊断疾病时总是感觉存在着疑问，比如，仪器好不好啊、结果准确不准确啊、检查医生的水平怎么样啊等方面的问题。

因此，无论是患者进行的体检或者是健康人群进行的常规体检，笔者觉得去医院的体检机构可能是比较好的选择，但是由于可能涉及交通是否方便？价格是否合理？服务态度是否好等因素，如果确实可以确认某些体检机构也比较好，也可以在其他的地方进行体检，医院办的体检机构并不是唯一的选择。

参考文献

[1] 朱杰，郭海英.《遵生八笺》饮食养生精髓探析 [J].江苏中医药，2011，43(5): 5-7.

[2] 中茶.喝茶的七大误区 [J].山西老年，2010(5).

[3] 晓梅.饮茶误区知多少 [J].健康生活，2006(7): 51.

[4] 郭德才.论道教的辟谷术及养生 [J].上海道教，2003(2): 32-33.

[5] 郭德才. 辟谷的原理与作用 [J]. 武当，2013(3): 47-49.

[6] 凌召. 怎样看待"食气辟谷"术 [J]. 中国气功，2000(5): 25-27.

[7] 宋天彬. 警惕，勿入"辟谷"误区！ [J]. 食品与健康，1995(6).

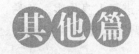

其他篇

除了与疾病直接相关的注意事项，与疾病间接相关、但对疾病也有明确影响和重大作用的事项还有很多，如患者家属的作用等，这里我们列举了一些重要的和常见的事项，希望大家认真对待。

法律意识要健全，避免伤害自己和他人

现在的社会是法制社会，尽管法制建设还不是很完善，但是总的趋势是在逐步完善的。作为一个社会的人，祖国大家庭的一员，我们必须遵守一些社会稳定和和谐发展的基本规则。但社会是复杂的，人与人之间必然会出现这样那样的矛盾和冲突。作为联系密切、责任重大和期望值高的医生，与患者及其家属之间，同样存在着很多的矛盾和冲突。并且由于关系重大，这种矛盾有时候显得尤为突出。尽管无论从医生的角度还是从患者的角度，谁也不想出现这种情况，但是有时候不可避免地会出现。那么当出现这种矛盾时，我们该如何更好地处理，最大限度地减少患者的痛苦，化解矛盾，将冲突减少到最小呢？

事实上，要减少医患矛盾和冲突，构建和谐社会，不但需要国家、政府和医院具有良好的管理和经营方式，同时也需要医生认真负责，端正态度和患者及其家属比较好地配合与协助，尽最大可能做对患者有益的事，而对患者无益的事一件也不去做。当然有时候会由于医生本人的责任心不强或者专业知识所限，出现了一些不该有的事故，对患者造成了伤害，有时候会很严重。有时候也可能不是医生本人专业水平或者责任心的问题，而可能是由于人类目前的医学水平不够高造成的，或者是由于国家的法规不够健全、患者家属和患者缺乏相应的医学知识，因而不能准确理解医学上的一些问题而导致的医疗事故。在出现了这种现象时，无论是患者、患者家属还是医生一定要头脑冷静，千万不要冲动，不管三七二十一，直接对医生进行人身伤害。虽然这种伤害对于患者或者家属而言，可以在一定程度上缓解情绪，发泄一下愤怒，但是这样做的结果却是很糟糕的，有时候是相当的严重。

近年来，出现了很多起比较严重的医患冲突，一方面对医院的秩序造成影响，对医生造成了心理上和身体上的严重伤害，影响以后对其他患者进行正常的医疗工作。最重要的是，对患者自己没有任何益处。如果伤害严重时还可能受到刑法的处罚，患者已经在疾病的诊疗过程中受到了伤害，如果因为这后来的事情再受到伤害，那就相当于受到了双重的伤害，而且这种伤害根本没有必要。可以想象一下，即使将那个对患者造成了伤害的医生给予最严重的处罚，对患者造成的伤害难道就能减轻吗？因此，最好不要冲动地对医生进行伤害，以免对自己也同样造成不必要的麻烦，既伤害了别人，也同时伤害了自己。将自己受害方的角色淡化，又变成伤害别人的人，是得不偿失的。那么就听之任之吗？当然不是，这将在下面的内容中进行详细讨论。

1. 注意保存证据

在疾病的诊断和治疗过程中，患者很容易受到伤害，这种伤害有时是不可避免的，而有时候却完全是由于人为原因，如责任心不强、专业技术技能不过硬，有时候还可能受到经济利益的驱动，以及道德观念的淡漠等。由于患者在疾病治疗过程中是弱势群体，这就使得患者更容易受到伤害，并且在受到伤害后可能还不知道或者不明白。这方面，国家出台了一些相关的政策，如在医疗纠纷中举证倒置，即如果患者在法院起诉医院或者医生，那么将由医院和医生进行举证，表明自己并未对患者造成伤害，而患者却并不需要拿出确切的证据。这样做的目的也就是为了能对患者进行一定程度的保护，对弱势群体进行保护。

如前面所说，如果医院或者医生的责任对患者造成了一定程度的伤害，那么患者应该注意收集相关的证据，如相关的病例资料、相关的化验结果、相关的影视资料等。保存好这些证据，必要时可以在法院进行起诉，使得那些不负责任的医护人员及所有医疗机构受到应有的法律惩罚，这将在一定程度上保护患者的利益。

2. 必要时可以诉诸法律

当患者有怀疑或者有不同想法时，不要立即去法院起诉，也不能听之任之，默默忍受一些不良医生的伤害，因为默默忍受将使得一些不良医生更是不负责任，可能还会对其他患者造成更大的伤害。因此，我们可以通过和医院医务部门、相关科室的主任、院长办公室交涉，也可以咨询一些相关的医学专家，对怀疑可能是由于医生的责任问题进行分析，以确定是否是由于医生的责任问题造成的伤害。这样做的目的是为了防止可能是由于一些非人为的原因造成的患者伤害，如果属于这种情况，法院可能不会受理，或者受理后患者也容易败诉。那样也会造成时间、精力和经济上浪费，也是没有必要的。但是，我们决不能放弃可以诉之于法律的这种手段，这也会从另一方面促使医护人员在临床工作中更为仔细、更认真，责任心更强，对于医院医护人员水平的提高、对其他患者可以避免类似的伤害，是非常有益的。

患者家属应该注意的问题

家属在患者疾病发生、发展和治疗及康复过程中的作用非常重要。家属不但要负责承担患者看病的费用，还应该对患者进行精神的安慰、治疗的监督及康复护理等多方面的工作，有很多是医生做不到的。

首先，是关于疾病治疗费用的问题。现在由于只有一部分人有医疗保险，医疗保险报销的比例有限，而一些退休患者的退休金非常有限，还得承担多个方面的支出。因此，在医疗与药品费用比较高的今天，看病是一个很大的负担，令人遗憾的是大多数患者都在年龄比较大的时候出现了各种各样的疾病。很多的时候，用患者自己的话说，吃药的钱比吃饭的钱多多了。先不说这个问题是由国家或者是政府应该怎样去解决，作为患者的家属，应该无条件地支持患者去进行相应的检查和治疗。尽早地解除患者的痛苦，这是作为家属起码的义务和责任。但是仍然有一些家属在这个方面做得很不好。有个老太太在找医生看病时，有很多次是流着泪给医生讲述。她的丈夫不给她钱看病，因此能不看病就不看，直到实在无法忍受的时候才来看病。看到这种情况，医生也很痛苦。只能更细致地给她看，尽可能地给她省钱，尽可能地安慰她，并让她不要挂号，直接来看病就可以了（现在好像不行，因为电子化管理后除非自费的，其他人都要挂号）。但是医生要对家属说的是，她是你的亲人，现在她得病了，你有责任、有义务去照顾她，去挣钱或者哪怕少吃一点，也要给你的亲人看病。想想我们自己也许会有同样的这一天，如果我们的亲人也以同样的方式对待我们，那我们会有怎样的感受？那种悲伤绝不是疾病本身，而还有那种对没有亲人帮助所产生的失望、伤心和绝望，也是非常严重的，危害也是巨大的。同时，这种悲伤和沮丧不利于疾病的恢复。而在那种情况下可能还会花更多的钱，因此，作为家人，我们应该想尽办法让我们的亲人得到治疗，否则，我们于心何忍？心怎能安？

其次，是精神安慰的作用。这个作用同样很重要。有一个胡女士60岁，只是血脂有些高，还没有到很严重的程度，其他检查也没有明显的异常。但是这位胡女士的症状却十分明显，头痛、头晕、无法入睡，头发大量脱落，还有胸闷等，性格也出现了明显的变化。在详细的询问中，她告诉医生，她的家人尽管也给她钱看病，但是自从她体检发现了血脂增高后就对她讲一些她无法接受的话。说她要得脑梗死了，会半身不遂，还可能得心脏病，很严重的。结果，这位胡女士本来性格有些敏感，想问题就比较复杂，这下这位胡女士是饭吃不好，睡觉睡不了，还老是做噩梦，给医生讲病史的过程中就哭得稀里哗啦。真是让人哭笑不得。其实，胡女士的血脂只有轻度的升高，其他的方面都还比较健康，应该说是很不错的。但是由于其家属的一知半解和不够善解人意，导致了胡女士的病情出现了明显的加重，并出现了新的症状，吃尽了苦头。经过医生反复的解释和安慰，胡女士终于露出了笑脸，她说这是她这几个月来唯一放松的一次。笔者要说的是，家属在与患者的相处过程中，尽量要对患者采取安慰和鼓励的方式，即使疾病很严重，也应该这样，同时找医生进行治疗，而不要在一知半解的情况下，根据一些"专家"的解释或者报纸上的说法便断章取义，胡思乱想，结果，疾病本身不严重，而那种不负责任说法可比疾病严重得多了，也吓人得多了。

再次，是患者家属要对患者的治疗和疾病情况进行监督。有些患者由于自身的原因，不喜欢吃药，即使在疾病的状态下也坚持这一点。也有一些患者出现了明显的疾病，也由于以前在医院受到过某种不公平的待遇，因此，对医院和医生失去了信任，结果也不去医院看病。其实这种做法是很不恰当的。医院也好医生也罢，只是一小部分才会出现这样那样的问题，不能因为这样便不再去看病，最后耽误了疾病的诊断和治疗，结果得不偿失。作为家属，这时就要耐心地做工作，监督患者及时去医院，及时治疗。同时也有些患者不愿吃药，便欺骗子女说自己吃过药了，结果并没有吃。曾经有一位女患者，她有高血压，同时还有抑郁症，她的女儿便让她来看病，她也来看，买了药回去吃，但是再来复查的过程中，医生发现她的血压并没有明显降低，便问她是否按时吃药？她说吃药，但是表情很不自然，医生就问她你每次吃几粒啊？她支支吾吾说不清楚，医生又问到底吃没有吃啊？加上她女儿在旁边追问，结果发现这位女士根本就没有吃药，原因是她害怕吃药，有些药她就没有吃。幸亏及时发现，如果不能及时发现，就给她调整服药的剂量，就可能会出现一些不良的后果。如果高血压长期不吃药，也同样会出现比较严重的后果啊。因此，医生就告诉她的女儿，下次你要看着你妈妈吃药，或者找个人监督。经过心理辅导和家属的监督，这位女士按时服药后，血压很快就得到了控制。这也说明了家属在疾病治疗中的重要性。

最后，还有一点就是家属对患者生活上的护理和照顾。患病之后，患者会出现身体上和精神上的巨大压力，对自身疾病的担心、对生活的担心、对经济上担心、对家庭的担心，均会对患者产生很大的不利影响。这时候，他（她）非常需要亲人在身边，给他安慰，给他鼓励，给生活上的照顾，尤其是对于一些生活不能自理的患者，就显得尤其重要。这时候，家属更要细心、无微不至地照顾，才能帮助患者更好更快地康复，这对于患者自己或者家属而言，都是非常重要的，也是非常有益的。

自己的生命是掌握在自己的手里吗？

2010年9月，一位5岁心脏病小孩，突然发病，由其堂兄陪同就诊，情况十分危急，必须马上动手术，此时患儿已处于昏迷状态，其堂兄必须马上做出决定，才有可能将小孩从死亡线上拉回来。医生马上将知情同意书（知情同意书是患者自愿进行医疗治疗的文件证明，知情同意书必须符合"完全告知原则"。采用受试者能够理解的文字语言，使受试者能够"充分理解""自主选择"）内容跟其堂兄说明，但当时其堂兄感觉是像在签"生死状"，迟迟不肯签字，非要等孩子父母来了做决定，可是孩子的时间不多了，必须马上拉进手术室动手术才可以，医生很着急，反复告知其堂兄，知情同意书上所写的一些意外情况，并不是说都会发生，只是有可能，不要认为只要做了手术，就万事大吉，因为手术真的不能保证。可是该堂兄认为责任重大，万一出现不良后果自己承担不了责任，坚持要等孩子父母过来，无论如何也不肯签字，最终导致孩子不治身亡。

事实上，这种因为签字和不签字导致的死亡的例子有很多。到底是谁的错？自己的生命到底掌握在谁的手里呢？

且看1994年颁布的《医疗机构管理条例》（以下简称《条例》）第三十三条规定："医疗机构施行手术、特殊检查或者特殊治疗时，必须征得患者同意，并应当取得其家属或者关系人同意并签字；无法取得患者意见时，应当取得家属或者关系人同意并签字；无法取得患者意见又无家属或者关系人在场，或者遇到其他特殊情况时，经治医师应当提出医疗处置方案，在取得医疗机构负责人或者被授权负责人员的批准后实施。"而《医疗机构管理条例实施细则》的第六十二条则规定："医疗机构应当尊重患者对自己的病情、诊断、治疗的知情权利。在实施手术、特殊检查、特殊治疗时，应当向患者作必要的解释。因实施保护性医疗措施不宜向患者说明情况的，应当将有关情况通知患者家属。"

根据以上规定，在法律（规）层面上，患者的生命掌握在"家属或者关系人"手里。

面对这样的教训，无论是患者本人、患者家属或者那些"规定"的制定者们，都应该深刻反思，如果情况危急时，到底应该怎么办？

笔者认为，作为患者或患者家属，应该弄清楚患者的患病情况和做手术的风险，衡量之后决定到底要不要做这个手术，不应该把决定权给医生，我们可以咨询手术的过程，做手术的必要性、成功率、并发症及手术后的注意事项，想着怎样才能让患者接受最好的治疗，配合医生治疗自身的疾病。同时，千万不要把医生当作自己的敌人一样，对医生有敌意，对医生不真诚，不肯将实际情况告知医生。更不应该做的是，出于各种各样的目的，故意给医生提供虚假的病史资料和病情描述等。另外，签字就意味着同意我们自己的父母、兄弟姐妹、丈夫、妻子、儿女和其他非常亲近的人进行手术，和医生很好地沟通，清楚可能存在的风险和后果，以利于医生更好地挽救患者的生命。同时，想想他（她）是我们的亲属，即便之前或者之后存在着什么爱恨情仇，或者因为什么文化传统、生活习惯之类，一定要和医生做好沟通，并信守我们做人最基本的底线。以患者的生命作为最重要的事情，千万不能用患者的生命开玩笑。仔细想想，也许我们有一天也会躺在手术床上呢。作为医生，要对患者态度和蔼，有耐心，用患者和患者家属可以听得懂的语言告知病情及手术风险等，该承担的责任不要推脱。如果患者或者患者家属不理解或者不签字，一定要反复地、真诚地、设身处地给患者及其家属做工作，讲明利害关系，千万不要公事公办、走形式，实行"你不签字我不做手术"、后果自负等作法。对待患者要像亲人一样，共同努力治愈疾病才是王道。而作为相关的"规定"制定者们，能更多地考虑实际情况，制定更人性化的、与时俱进的"规定"，时刻将患者的生命和健康放在第一位去考虑问题。

如上所述，虽然法律层面上我们的生命掌握在"家属或者关系人"手中，但是，事实上，患者的生命在很大程度上还是掌握在患者自己手里。患者朋友平时应该注意保持良好的家庭关系，与人为善。患者在生病要做手术时，尽量能让自己的亲人或者信得过的朋友等守在身边，交代清楚可能发生一些事情时该采取的措施，确保在需要时能得到及时的帮助。

转基因食品安全吗？

转基因食品现在已经很时髦了，科学界在讨论这个问题，媒体在议论这个问题，而一些公司则不声不响地将这些食品推广起来了，我们也不知不觉地吃上了这些食品。没有人征求我们的意见，该不该种植、该不该上市、该不该给大家吃，我们似乎没有权利知道，也没有拒绝的权利。为什么出现这种情况呢？正如肯尼·奥苏博（Kenny Ausubel）在《生态医学》（Ecological Medicine）中指出的那样[1]："它是一小撮自私的精英人士去制定这些标准，完全不理会大众'非理性的'恐惧和要求。它背后的'科学'是由大型商业利益驱动，它几乎既不能算公正，也不从大众利益出发。"

事实上，转基因食品要牵涉的问题极其复杂，有政治意义、暗含军事目的、是经济手段、有生物灭绝危险、可导致生境污染等。但是当我们普通人还没有明白的时候，我们已经"被转基因食品化"了，可是我们还不知道呢。虽然转基因食品具有一些好处，但是从好与坏、利与弊的对比而言，笔者从医生的角度来看，转基因食品并不是一个很好的选择。

首先，目前所用的食物来源是经过几十万年的自然选择才形成的稳定的食物基因及其产物的各种成分，经过了人类祖先几千年的试验，是安全可靠的。而如果采用转基因方式人为改变植物的基因，是否会导致植物基因组的调控异常，并进一步导致基因表达调控异常而出现异常的、甚至致死性的蛋白质也还是一个未知数，这些问题并不能通过一年两年、十年八年就可以确定的。

其次，转基因食品中所改变的营养成分，长期服用后有可能会导致人体对食物的消化和吸收功能异常及营养结构的改变，这同样会导致人体的消化、吸收、内分泌代谢系统等的结构和功能改变，暂且不论会对患者导致怎样的后果，仅对正常人就会产生很大的影响。因此，食物结构和营养成分的改变对人体造成的影响是必然的。而且长期服用后是否会对人体的基因组和组织器官产生变异压力也是绝对存在的。

另外，转基因食品还可能会产生抗生素抗性、影响生殖、导致免疫力下降等多个方面[2,3]的反应。

由于人类目前对于基因的调控和操作还没有完全掌控，因而存在着很大的无法预测的后果。转基因食品的安全性问题还没有进行足够的研究和试验，因而存在着潜在的危险。并不能因为目前还没有发现明显的危险就说转基因食品是安全的。这是因为食品的安全性不但受检查手段的限制，也要受到时间的限制。必须采用最全面的、最可靠的手段，经过长期的研究才有可能得到安全的结论。如果说美国FDA批准或者说美国人在吃那就是安全的，这实在是没有什么说服力的。换个角度，如果转的是生长激素等基因，转的是病毒基因，谁来把关？因此，笔者的建议是，如果能不吃就尽量不要吃转基因食品，尤其是对孩子和年轻人。

关于医患关系

医患关系现在特别的紧张，其原因是多方面的。既包括社会的、经济的、文化的及技术上的，也有个别的媒体推波助澜——说实在话，个别媒体有点唯恐天下不乱。当然，还有一些是因为个别医生的责任心不够，以及个别患者的别有用心等。虽然这是一个比较复杂的、深层次的社会问题，一些管理部门多年都没有解决。但是出于个人的良心和职业道德，笔者这里还是要说一说。

在经济上，医疗保险制度还不全面，绝大多数患者都要承担经济上的巨大压力，当患者花了很多钱，而人财两空时，认为是医院收了钱，没有办好事，难免将怨气撒到最直接接触他们的医务人员身上。中国人的传统文化是有仇报仇、有冤报冤，当认为是医生导致医疗方面的问题时，最直接找的就是医生。却不想到去通过法律或者其他途径解决问题。从技术角度讲，国内外一致认为医疗确诊率只有 70% 左右，急重症抢救率在 70%～80%[4,5]。如肺癌的误诊率仍高达 30%～70%，而早期肺癌的确诊率只有 15% 左右[6]。而治愈率就更低了，尤其是一些慢性病、疑难杂症，基本上治不好，而有些患者对此不理解，认为是医生的问题。

当然，一些医生的责任心不强，医疗技能差，态度不好等也是一个非常重要的导火索。另外，一些患者的目的不良。例如，曾有报道说湖南省某市人民医院医生在手术室捡到患者的遗书，患者在遗书中叮嘱子女，如果手术意外，导致死亡，必须索要不低于 30 万元赔偿，否则遗体绝不移出医院大门，并对赔偿款的分配做了详细的安排等。

其实，当大家围观完针对医生的那些暴力事件后，不应是追加几句评论便置之脑后，而是应该静下心来想一想这些事件所带来的严重不良后果。虽然最终都已经通过法律途径解决了，该杀的杀，该关的关，该砍的也被砍了。但是留下的后遗症却让这个社会更加走向缺乏信任。我们每个人（现在应该是绝大部分，将来可能是所有的人）都将从医院、从医生和护士的手中来到这个世界上，再从医院、从医生和护士的眼前离开这个世界。如果医生和患者的关系如此紧张，那么最后受害的到底是谁？是患者还是医生？如果因为一些患者的问题，医生对所有的患者都有了戒心，明明可以做的手术，医生由于担心患者闹事而表明自己没有能力做而不去做手术，怎么办？明明可以有合适的药物，可是医生为了降低医疗费用并给患者省钱而只用最简单、最基本的药品，最后，患者的钱是省下来了，病却越来越重了怎么办？医生如果辛苦一下，完全可以一上午看 25 个患者，但是如果公事公办，只能看 15 个怎么办？最后的情景是：患者患病去医院，对病重的患者，医生都不愿意也不敢收住院、不愿意给做手术，要做也只做最简单的（如果真的出现这种情况，那么表面上医生当然不会直接说出来，而是直接这样做，而且他们也会为其行为找到充足的和似乎合理的理由的）。病也越看越重，钱也没有省下来，到时间点就下班了，也不愿意多看病。而另一面则是大量的患者在进行漫长的等待，无法得到有效的治疗，病重的患者没有医生愿意看，怎么办？仅仅靠医院的强迫和医疗制度的约束是没有太大的效果的。靠医生的高尚情操、道德品格及全心全意为人民服务的精神？虽然这种情况存在于相当一部分医生的身上，但是据国家卫计委 2013 年发布的卫生统计年鉴中的数字，全国有助理医师 2 466 094 人，执业医师 2 020 154 人 [7]。几百万医生，肯定会有道德水准与普通大众持平的甚至更低下的，因此，最后，受伤害的还是患者。

鉴于此，和谐的医疗环境，需要我们大家共同努力争取，为了自己，也为了大家，也为了我们的后代子孙。对于不道德的医生，我们大家都有义务进行举报和批评，必要时诉诸法律。而对于那些用心不良的患者及其家属，我们大家也要共同声讨。还和谐的医患关系、良好的医疗环境一片蓝天。

要送红包吗？

在医院里很多年了，经常有些经过熟人或者朋友、亲戚等介绍过来的患者在做手术前，问笔者："要不要给大夫送红包啊？送多少合适啊？"

关于手术或者做导管时要不要送红包的问题，其实对于一个有良好医德的医生而言，你送不送红包，他（她）都会给你进行很好的手术，绝对不会因为你送了红包，医生就会给你好好做手术，而不送的话就不给你好好做。这主要在于医生做手术并不仅仅是患者一个人的事情，而且是医生、医院的事情。想想医生自己如果没有做好手术，手术未成功，治疗效果不好，自己的名气会受到影响，自己的个人成就感减少，别人对自己的认同感降低，也可能会影响到自己的职称、职务晋升，以及自己的收入等多个方面。其实在医院里的竞争是很激烈的，每个医生都要相互比较一下自己的能力和技术水平，而能力与技术水平高低的重要表现就在于谁治疗了多少患者、治好了多少患者、治疗了多少疑难杂症等，而且没有医疗事故或者事故率很低。因此，无论是从自己利益的角度还是医生个人的职业修养角度，医生都不会因为你不送红包而不给你好好做手术的，这一点确实应该放心。

但是，也不能完全排除有个别的医生为了自己的利益通过这样的或者那样的方式来谋求红包或者其他利益。比如，你送了红包，你可能就会早日被安排手术，也可能会给你减少一下所用药物的种类和剂量，也可能会给你用一些便宜一点的药物（这样看起来你花的费用比别人低），或者和你多说几句话（你感觉到比较暖心）。

其实，笔者并不建议大家送红包、给礼物。如果一个医生在乎的是这些，那么他（她）绝不是一名合格的或者有职业道德的医生。你给了多少钱他可能都不会嫌多，也许还会嫌少呢！应该说大部分的医生是你送了也好，不送也好，都是一样认真地看病的。当然，如果你愿意交朋友，也可以和医生多来往一下，和医生交个朋友，可能他（她）会额外地给你提供一些帮助。

进了手术室，最希望您活着的人是谁?

在当前一段时间内，医患关系被一些人和一些部门搞得非常复杂。虽然这只是个别现象，但是给本来应该不是亲人胜似亲人的医患关系蒙上了一层阴影。医生怕接待复杂疾病的患者，患者怕医生不给自己好好看病和乱用药。虽然这种情况的结果是患者受到了更大的影响，但是作为医生，绝大部分仍然在自己的工作中尽心尽力。

俗话说"久病床前无孝子"。当一个人病得太久了，花的钱太多了，牵涉家属的精力太多时，给家属造成太多的痛苦后，这时候，医生可能是最希望患者活下来的人之一。如果患者的存在能给相关的亲属带来益处，那么值得庆幸，家属是非常希望患者能永远活着。但是，如果患者只是给家属带来不便甚至痛苦。短时间内，家属可能还能坚持保持亲情、爱情或友情。但是如果时间太长了，就可能变成家属的负担，再长就变成痛苦了。当然肯定有相当一部分人是永远都会对自己的亲人保持着真情。但并不能排除也有相当多的一部分人是无法永久保持真情的，毕竟我们都是普通的人，要工作、有痛苦、有压力、有情感。时间这把刀最终会将我们磨得极其冷血，而我们称之为"习惯了"。

但是，医生就不一样，让患者活着，而且要活得更好，那是医生的职业需要，也是医生职业道德的需要。我们每个人都一样，没有谁希望将自己的事情或工作干的一团糟。如果从本质上讲，医生是为了自己的工作更好，能升职，能得到别人的尊重，能满足自己的荣誉感，也许还能提高自己的收入等。如果这些好处越多，那么医生的努力程度越强。医生越要认真地将患者治好。相反，如果治疗不好，则会出现很多不利于医生的后果。因此，无论出于何种原因，医生都从心底里想将患者治好，应该说根本不存在医生为了自己的利益将患者治坏的可能。而如果要进行手术，患者活着能给医生带来很多的好处；相反，如果不幸离世，那么医生在精神上或者肉体上等多个方面都会造成很大的影响，因此，医生是真正最希望患者活着的人之一，而且不含有任何虚假的成分。

参考文献

[1] 冯显威．医学科学技术哲学 [M]．人民卫生出版社，2002.

[2] 姜萍，殷正坤．转基因食品安全的几个问题 [J]．科学学研究，2002，20(1): 62-66.

[3] 李传印．转基因食品的利与弊 [J]．生物学通报，2001，36(9): 10-11.

[4] 余家琦，朱琼．前列腺活组织检查 [J]．国际泌尿系统杂志，1983(5).

[5] 秦桂玺，阎明．急危重症病与急救 [M]．人卫出版社，2005.

[6] 张承惠，张振峰，焦书海．提高肺癌 CT 诊断率的探讨 [C]// 第十三届全国临床医学影像学术会议论文汇编，2003.

[7] 中华人民共和国国家统计局网站．(http://data.stats.gov.cn/easyquery.htm?cn=C01) 年度数据，卫生指标，2014 年公布的 2013 年度卫生人员数据．

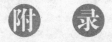附　录

患者的权利

生命健康权、肖像权、名誉权、隐私权、索赔权、要求惩戒权、获得基本医疗保障的权利、人格受到尊重的权力、知情同意权、自主权、拒绝治疗权、有获社会支助的权力、对医疗机构的批评建议权、因医疗事故所造成损害或得赔偿的权利[1]。

患者的医疗自由权：享有合理限度的医疗自由权，包括有权自主选择医疗机构及医生；除法律法规规定的强制治疗外，患者有权决定是否接受医疗服务；在不违反法律法规的前提下，患者有出院及要求转院的权利。

患者的知情同意权：患者在有权理解和认识自己所患疾病，包括检查、诊断、治疗、处理及预后等方面的情况，并要求医生做出通俗易懂的解释。有权知道处方的内容，且出院时有权索要处方副本或影印件。依法有权复印或复制门诊病历、住院日志等病历资料。有权核实医疗费用，并有权要求医方逐项做出解释。

患者的医疗救助权：患者有权要求医疗机构提供符合保障人身、财产安全要求的医疗服务。

患者的赔偿权：患者因接受医疗服务受到人身、财产所害的，享有依法获得赔偿的权利。

患者的隐私权：在治疗过程中，患者具有隐私不被医方不法侵犯、不被擅自公开的权利。

患者的人格尊严权：患者在接受治疗时，享有其人格尊严、民族风俗习惯被尊重的权利。

患者的法律维护权：患者享有对医疗方监督、举报、投诉、起诉的权利。

患者的义务

如实陈述病情的义务、配合医疗机构和医务人员进行一切检查治疗的义务、支付医疗费用及其他服务费用的义务、尊重医务人员的劳动及人格尊严的义务、遵守医疗机构规章制度的义务、不影响他人治疗不将疾病传染给他人的义务、爱护公共财物的义务、接受强制性治疗的义务。

患者的义务，包括在治疗过程中，应自觉遵守法律、法规及医方制定的规章制度，遵守医疗秩序，如给付医疗费用、正常出院等，以及不妨碍医务人员工作、生活、身体健康[2]。

医生的权力

独立权、自主权，在特定情况下，特殊干涉的权力、特定情况下的医疗主导权[3]。

因抢救生命垂危的患者等紧急情况，不能取得患者或者其近亲属意见的，经医疗机构负责人或者授权的负责人批准，医方可以立即实施相应的医疗措施。

医方特定情况下的免责权：该特定情形，包括患者自身原因导致的诊治延误、无过错输血、不可抗力、难以避免的并发症、紧急情况下的合理诊疗、限于当时的医疗水平难以诊疗等情形。

医方的特殊干预权：医疗机构为完成法律、行政法规明确的义务，在特定情形下——如当患传染性疾病的患者拒绝治疗时，可以对某些患者采取强制治疗和强制控制。

医方的其他合法权益：如人格尊严权、人身安全权、财产所有权、知识产权、名誉权、债权，如医疗费用支付的请求权等。

医生的义务

医生必须承担诊治的义务、解除痛苦的义务、解释说明的义务、保密的义务。此外，医生在对患者尽义务的同时，还必须对社会尽义务，如宣传普及医学科学知识，发展医学科学知识等[4]。

医生在一般情况不得侵犯患者的身体或限制人身自由。

告知义务及如实填写、妥善保管、提供病历资料的义务。医务人员在诊疗活动中应当向患者说明病情和医疗措施。需要实施手术、特殊检查、特殊治疗的，医务人员应当及时向患者说明医疗风险、替代医疗方案等情况，并取得其书面同意，不宜向患者说明的，应当向患者的近亲属说明，并取得其书面同意。否则由此造成患者损害的，医疗机构应当承担赔偿责任。

医疗方应当按照规定填写、出具并妥善保管病历资料，如住院日志、医嘱单、检验报告、手术及麻醉记录、病历资料、医疗费用等，不得隐匿、拒绝提供、伪造、篡改或者销毁。患者要求查阅、复制前款规定的病历资料的，医疗机构应当提供。

医方应恪守医疗服务职业道德。医疗方不得提供虚假证明材料，如出生证、死亡证、健康证明等。医方应当向患者提供有关医疗服务的真实信息，不得进行令人误解的虚假宣传。

医方有注意及报告的义务，遵守各项规章制度和技术操作规范，做适当检查的义务，提高专业技术水平的义务，对发生医疗事故或者发现传染疫情、食物中毒、涉嫌伤害事件或者非正常死亡等事件及时报告义务。

总体而言，在传统日常诊疗中，医患关系通常被定为一种主动—被动型，患者处于被动地位，缺乏自我决定权。这种医患关系的好坏往往取决于医患个体的德行。现代医事法强调医患双方的权利和义务的对称性。这一对称性客观上改变了医患关系的原有格局，给医患平等沟通搭建了一个基本的法律平台。这对于趋于陌生人化、商业化的现代医患关系而言，具有积极的现实意义。

医院的特色和分布

目前国内的大型医院比较多，这里我们参考了一些相关的资料，对北京、上海和广州这3个代表性城市的大型三甲医院进行了简单的介绍。这里对医院的介绍并不涉及医院的排名。总体上看，这些医院建院时间相对比较长，各方面的优势比较明显，整体实力也比较强，是相对比较可靠的选择。但是，需要指出的是，由于影响疾病治疗结果的因素太多，在这些医院就诊，并不能保证您就能一定得到满意的结果。因此，这里的介绍只是您万一需要选择医院时的一个参考。当然还有很多的医院也是很好的，限于篇幅，这里就不详细一一介绍。

1. 北京市

（1）北京协和医院

类　　别：知名大型综合医院

级　　别：三级甲等

地　　址：北京市王府井帅府园1号

特色说明：历史悠久、知名度颇高的大型综合医院，国家指定的全国疑难病症诊疗技术指导中心，综合实力处于全国领先地位

研究中心：内分泌研究中心，妇产科研究中心，眼科研究中心，核医学研究中心

国际合作中心：国际疾病分类合作中心，国际人类生殖研究合作中心

突出项目：核医学科，变态反应科，内分泌科，妇产科，眼科

（2）中国医学科学院肿瘤医院

类　　别：知名大型专科医院

级　　别：三级甲等

地　　址：北京市朝阳区潘家园南里17号

特色说明：全国肿瘤研究治疗中心，全国肿瘤治疗专科权威医院，亚洲最大的肿瘤研究和治疗中心之一，世界卫生组织癌症研究合作中心

突出项目：食管癌，肺癌，鼻咽癌，大肠癌，肝癌，宫颈癌，淋巴瘤综合治疗

（3）中国医学科学院阜外医院

类　　别：知名大型专科医院

级　　别：三级甲等

地　　址：北京市阜成门北礼士路 167 号

特色说明：全国心血管疾病研究中心，全国心血管疾病治疗专科权威医院

突出项目：复杂先天性心脏病手术治疗，冠状动脉搭桥术及支架术，瓣膜病、大血管病的手术治疗

（4）北京安贞医院

类　　别：知名大型综合医院

级　　别：三级甲等

地　　址：北京市安定路 2 号

特色说明：以治疗心肺血管疾病见长的综合医院，心脏内外科诊治规模居全球第二位；是世界卫生组织心血管患者群监测协作中心；国家临床重点专科（心血管内科；心血管外科）

研究中心：心肺血管疾病研究所，国家心血管临床医学研究中心，国际心血管疾病国家国际科技合作基地

突出项目：心脏移植，先天性心脏病的外科手术，风心病、冠心病的内、外科治疗

（5）北京大学第一医院

类　　别：知名大型综合医院

级　　别：三级甲等

地　　址：北京市西城区西什库东大街 8 号

特色说明：实力雄厚、各专业均有声望的大型综合性医院，泌尿外科、肾脏疾病、儿童眼病治疗具权威地位

研究中心：临床医学，泌尿外科，临床药理，肾脏疾病，中西医结合，心血管疾病，真菌和真菌病

突出项目：泌尿外科，肾内科，心血管内科，妇产科，小儿科

（6）北京大学第三医院

类　　别：知名大型综合医院

级　　别：三级甲等

地　　址：北京市海淀区花园北路 49 号

特色说明：专家教授云集、技术力量雄厚的综合医院，运动医学、脊柱外科的权威医院

研究中心：运动医学研究中心，血管医学研究中心，生殖医学中心，成形外科研究中心，临床介入研究中心，腹腔镜中心，脊柱外科研究中心，激光医学研究中心，消化疾病研究中心，职业病研究中心，流行病学研究中心，眼科中心

突出项目：运动医学，脊柱外科，成形外科，妇产科，心血管内科，职业病科，消化科，眼科

（7）北京大学人民医院

类　　别：知名大型综合医院

级　　别：三级甲等

地　　址：北京市西直门南大街 11 号

特色说明：设施先进、专家教授云集的大型综合性医院，在血液病、肝病、骨关节病研究和治疗上具有权威地位

突出项目：白血病治疗，骨髓移植，关节炎外科治疗，人工关节置换术，肝炎治疗

（8）北京积水潭医院

类　　别：知名大型综合医院

级　　别：三级甲等

地　　址：北京市西城区新街口东街 3 号

特色说明：大型综合医院；创伤骨科和烧伤外科的权威医院，亚洲最大的创伤骨科和烧伤外科的医疗、科研、培训基地

研究中心：创伤骨科研究所

突出项目：骨科，烧伤外科

（9）北京大学第六医院

类　　别：知名大型专科医院

级　　别：三级甲等

地　　址：北京市海淀区花园北路 51 号

特色说明：精神卫生和心理咨询治疗专科权威医院，世界卫生组织精神卫生研究和培训中心

烧伤外科：精神障碍的计算机诊断，精神疾病、儿童智力障碍，老年精

神疾病、心理障碍

　　（10）中国医学科学院整形外科医院

　　类　　别：知名大型专科医院

　　级　　别：三级甲等

　　地　　址：北京市石景山八大处路 33 号

　　特色说明：全国医学整形外科研究中心，全国医学整形外科权威医院

　　突出项目：先天畸形，烧伤创伤后畸形，感染后及肿瘤切除后缺损修复及再造，器官再造，医学美容

　　（11）北京天坛医院

　　类　　别：知名大型综合医院

　　级　　别：三级甲等

　　地　　址：北京市东城区天坛西里 6 号

　　特色说明：神经外科权威医院，全国十所文明服务示范医院之一，亚洲最大的神经外科医疗、科研、培训中心，世界卫生组织神经科学协作中心

　　研究中心：神经外科研究中心

　　突出项目：颅内肿瘤的手术治疗，头颅外伤的抢救及治疗，脑血管病的治疗

　　（12）友谊医院

　　类　　别：知名大型综合医院

　　级　　别：三级甲等

　　地　　址：北京市西城区永安路 95 号

　　特色说明：大型综合性医院，感染急救、器官移植、热带病诊治达到国际先进

　　突出项目：感染急救，器官移植

　　（13）北京儿童医院

　　类　　别：知名大型专科医院

　　级　　别：三级甲等

　　地　　址：北京市西城区南礼士路 56 号

　　特色说明：全国最大的儿童综合医院之一，儿科权威医院

　　研究中心：儿科研究中心

　　突出项目：小儿肛肠手术，脊柱侧弯手术，胆总管手术，肢体延长手术，小儿急性淋巴细胞性白血病、小儿糖尿病，小儿急症的治疗

（14）北京妇产医院

类　　别：知名大型专科医院

级　　别：三级甲等

地　　址：北京市东城区北池子骑河楼街 17 号　朝阳区姚家园路 251 号

特色说明：技术力量雄厚的妇产科专科医院，国际标准的模范爱婴医院，妇产科权威医院

研究中心：妇女保健研究中心，计划生育技术研究指导中心，优生遗传研究中心，母婴喂养研究培训中心

国际合作：世界卫生组织围产保健研究培训合作中心

突出项目：妇科，产科，内分泌科，新生儿科，女性生殖器畸形矫治，妇科肿瘤，计划生育

（15）北京地坛医院（传染病）

类　　别：知名大型专科医院

级　　别：三级甲等

地　　址：北京市东城区地坛公园 13 号

特色说明：传染病专科医院，北京市病毒传染病防治研究中心，北京市艾滋病临床研究中心

突出项目：各型肝炎的诊治，肝炎产妇分娩

（16）北京中医医院

类　　别：知名大型中医医院

级　　别：三级甲等

地　　址：北京市东城区美术馆后街 29 号

特色说明：市属综合性中医医院，全国示范中医医院，中医针灸、皮肤病诊治居领先地位

研究中心：全国中医皮肤病专科医疗中心，赵炳南皮肤病医疗研究中心，国际针灸培训中心，中医研究中心

突出项目：银屑病、湿疹的中医治疗，各型肝炎的中医治疗，中医针灸

（17）北京朝阳医院

类　　别：知名大型综合医院

级　　别：三级甲等

地　　址：北京市朝阳区白家庄路 8 号

特色说明：呼吸内科连锁急救居率先地位的市级大型综合医院

研究中心：呼吸疾病医疗研究中心，临床检验中心

合作中心：世界卫生组织烟草与健康合作中心，联合国开发计划署－社区康复中心

突出项目：呼吸重症监护，心跳呼吸骤停急诊抢救，肾移植、肾透析

（18）北京同仁医院

类　　别：知名大型综合医院

级　　别：三级甲等

地　　址：北京市东城区崇文门内大街 2 号

特色说明：多学科、多系统配置的大型综合性医院，眼科、耳鼻喉科权威医院，设有全国最大的眼库，为国际眼库协会会员单位

合作中心：世界卫生组织防盲合作中心

研究中心：眼科研究所，耳鼻咽喉科研究所

突出项目：眼科，耳鼻喉科

（19）北京宣武医院

类　　别：知名大型综合医院

级　　别：三级甲等

地　　址：北京市西城区长椿街 45 号

特色说明：大型综合医院，以神经内科、中枢神经损伤康复见长的综合医院

研究中心：神经内科研究中心，老年病医疗研究中心

突出项目：脊髓损伤后康复治疗，脑血管疾病治疗及康复，神经内科疑难疾病诊治

（20）解放军总医院（三〇一医院）

类　　别：知名大型综合医院

级　　别：三级甲等

地　　址：北京市海淀区复兴路 28 号

特色说明：人才密集、设备先进的全军规模最大的综合医院，整体医疗水平和服务质量在国内外享有盛誉

研究中心：耳鼻喉科研究中心，骨科研究中心，临床医学研究中心，老年医学研究中心，老年心血管病研究中心，神经病学研究中心

突出项目：人工关节置换、传导性耳聋治疗，周围血管损伤修复、人工晶体植入，多器官功能衰竭救治、肾移植，骨髓移植治疗白血病、X 刀治疗，

旋磨术治疗冠心病、口腔外科修复，肿瘤内辐射、激光心肌再血管化

2. 上海市

(1) 复旦大学附属中山医院

类　　别：知名大型综合医院

级　　别：三级甲等

地　　址：上海市徐汇区枫林路 180 号

特色说明：国家临床重点专科：消化科，心血管内科，内分泌科，胸外科，心脏大血管外科，中医脑病科，呼吸内科，肾病科，普通外科，重症医学科，肿瘤科，器官移植科，急诊医学科，神经内科

研究中心：上海市心血管病研究所，上海市影像医学研究所，上海市呼吸病研究所，上海市中西医结合康复研究所，上海市肝病研究所，上海市肾病与透析研究所

突出项目：心血管病，肝肿瘤

(2) 复旦大学附属华山医院

类　　别：知名大型综合医院

级　　别：三级甲等

地　　址：上海市乌鲁木齐中路 12 号

特色说明：国家教育部重点学科：神经外科，手外科，神经病学，传染病学，中西医结合临床，泌尿外科，肾病科，心血管科，影像医学和核医学，普外科。国家临床重点专科：骨科，内分泌科，神经外科，手外科，神经内科，中医专业（肺病），皮肤科，泌尿外科，肾病科，外科，消化科，肿瘤科，感染科，康复医学科，运动医学科，医学影像科

研究中心：上海市手外科研究所，上海市神经外科（集团）医院，世界卫生组织（WHO）神经科学研究与培训中心

突出项目：神经内外科，皮肤科

(3) 第二军医大学附属长征医院

类　　别：知名大型综合医院

级　　别：三级甲等

地　　址：上海市黄浦区成都北路 440 号

特色说明：国家重点学科：骨科，普通外科，胸心外科，消化内科，中医科，中西医结合心血管科

研究中心：全军骨科研究所，全军器官移植研究所，全军肾病研究所，上海市脊柱外科临床医学中心，上海市急性创伤急救中心，上海市医学领先专业重点学科（脊柱外科、颅脑外科）

突出项目：骨科，普通外科

（4）上海交通大学医学院附属瑞金医院

类　　别：知名大型综合医院

级　　别：三级甲等

地　　址：上海市卢湾区瑞金二路 197 号

特色说明：国家临床重点专科：重症医学科，消化内科，骨科，心血管内科，内分泌科，血液内科，儿内科消化专业，肾脏内科，神经内科，呼吸内科，急诊科，皮肤科，普通外科，烧伤科，中医科

研究中心：上海市临床医学中心 3 个（微创外科、内分泌与代谢病、血液病），市级研究所 3 个（上海市伤骨科研究所、上海市高血压研究所、上海市内分泌研究所）

突出项目：血液病学，内分泌与代谢病学

（5）上海交通大学医学院附属新华医院

类　　别：知名大型综合医院

级　　别：三级甲等

地　　址：上海市杨浦区控江路 1665 号

特色说明：儿科疾病

研究中心：小儿心血管病和小儿外科畸形两个市级临床医学中心，上海市儿科医学研究所，上海市小儿先天性心脏病研究所，上海市环境与儿童健康重点实验室

突出项目：儿科疾病

3. 广州市

（1）中山大学附属第一医院

类　　别：知名大型综合医院

级　　别：三级甲等

地　　址：广东省广州市中山二路 58 号

特色说明：国家重点学科：肾内科，普外科，神经科，内分泌科，耳鼻咽喉科；国家临床重点专科：重症医学科，消化内科，妇科，产科，专科护理，

心血管内科，血液内科，内分泌科，心脏大血管外科，手外科，耳鼻咽喉科，呼吸内科，神经内科，肾病科，普通外科，烧伤科，急诊医学科，肿瘤科，康复医学科，变态反应科，器官移植科，骨科，神经外科

研究中心：世界卫生组织（WHO）康复中心，国际体外反搏研究中心，亚太地区无创通气治疗与培训中心，广东省心脑血管病防治办公室，广东省ICU医疗质量控制中心，广东省临床病理质量控制中心，广东省血管外科科研中心，广东省器官捐献研究培训中心

突出项目：肾内科，普外科

（2）广东省人民医院

类　　别：知名大型综合医院

级　　别：三级甲等

地　　址：广州市中山二路106号

特色说明：国家临床重点专科：心血管内科，胸外科，心脏大血管外科，中医（老年医学），肾病科，急诊医学科，重症医学科，肿瘤科，老年病科，神经内科；国家中医药管理局重点专科：中医科（老年病科）；广东省临床医学重点专科／学科：血液内科，骨科，神经外科，新生儿科，重症医学科，心内科，心外科，肺部肿瘤专科，消化内科，精神科，心血管儿科，呼吸内科，内分泌科，普通外科，泌尿外科，康复科，妇科，儿科，口腔科，烧伤科，皮肤科，医学影像科，感染科，眼科，耳鼻喉科

研究中心：广东省心血管病研究所，广东省肺癌研究所

突出项目：呼吸疾病介入治疗，白血病防治

（3）中山大学附属第三医院

类　　别：知名大型综合医院

级　　别：三级甲等

地　　址：广州市天河区天河路600号

特色说明：国家级重点学科：普通外科，内分泌科，神经内科，肾病内科，耳鼻咽喉科；国家临床重点专科建设项目：内分泌科，普通外科，泌尿外科，中医肝病科，感染病科，风湿免疫科；广东省临床重点专科：血液内科，神经外科，骨科，神经内科，急诊科，耳鼻喉科，产科，康复科，口腔科，皮肤科，肾内科，儿科，消化内科，感染病科，呼吸内科，普通外科，泌尿外科，中医肝病科，风湿免疫科，内分泌科

研究中心：疫苗研究所，肝脏病重点实验室

突出项目：肝脏内科，肝脏外科

（4）南方医科大学附属珠江医院

类　　别：知名大型综合医院

级　　别：三级甲等

地　　址：广东省广州市工业大道中 253 号

特色说明：国家临床重点专科 2 个（儿科、神经外科）；国家重点培育学科 1 个（骨科）；广东省临床重点专科：心血管内科，骨科，妇科，新生儿科，重症医学科，神经外科，儿科重症，神经内科，内分泌科，普通外科，泌尿外科，检验医学科，儿科，胸心外科，肾内科，消化内科，医学影像科，肿瘤科，眼科，康复医学科，呼吸内科，血液内科

研究中心：儿科中心，神经外科研究所

突出项目：儿科，神经外科

（5）南方医科大学附属南方医院

类　　别：知名大型综合医院

级　　别：三级甲等

地　　址：广州市广州大道北 1838 号

特色说明：国家重点学科：内科学（消化系统疾病）；国家重点培育学科：外科学（骨外）；国家临床重点专科建设项目：消化内科，骨科，妇科，产科，血液内科，神经外科，口腔科（牙体牙髓），肾内科，普通外科，肿瘤科，感染内科，整形外科

研究中心：器官衰竭防治国家重点实验室，慢性肾病国家临床医学研究中心

突出项目：消化系病，肾内科

中西药的搭配禁忌

中西药合理搭配可取长补短，产生协同、增效的作用，且可减少药物用量及不良反应等。对治疗疾病有一定的积极作用。但若用药不合理，则会降低药物的作用，还会产生不良反应，加剧病情恶化。

常见中西药配伍禁忌介绍如下 [5,6]。

（1）格列本脲等降血糖药物忌与甘草、人参、鹿茸等中药共同服用。因为这些中药所含有效成分能促使糖原异生，减少人体组织对葡萄糖的分解作用，从而使血糖升高，加重糖尿病。

（2）降压药不要与含麻黄碱（伪麻黄碱）的中成药如麻杏止咳露、止咳定喘丸、防风通圣丸等合用。因为麻黄碱（伪麻黄碱）可使血管收缩，有升高血压的作用，这样就降低了降压药的作用。不少患者在服用降压药的时候也同时服用含有盐酸（伪麻黄碱）的药物（"白加黑"）的现象。

（3）保和丸、六味地黄丸、肾气丸在与西药氢氧化铝凝胶、氨茶碱、碳酸氢钠、胃舒平等同时服用时，可因前3种中药内所含的酸性药物与后4种西药发生酸碱中和，使中药、西药的作用减少或消失。

（4）小活络丹、香连丸、贝母枇杷膏中分别含有乌头碱、黄连碱、贝母碱等成分，若与西药阿托品、咖啡因、氨茶碱同服，很容易增加毒性，出现药物中毒。

（5）由于大黄能抑制蛋白质酶的活性，因此，含有大黄的麻仁丸、大黄蛰虫丸、牛黄解毒片、解暑片等不宜与胰酶、胃蛋白酶、多酶片等同时服用。

（6）红霉素不宜与石榴皮、地榆、诃子、五味子等合用，易发生药物中毒性肝炎。

（7）氨基糖苷类药物不宜与中药川乌、草乌、附子及含有这类药物和生物碱的中成药，如小活络丹、三七片、元胡止痛片、小檗碱等合用，因为这些中药可增强氨基糖苷类药物对听神经的毒性。

（8）含乙醇的中成药如国公酒、藿香正气水、风湿止痛药酒、人参酒等不宜与苯巴比妥、苯妥英钠、安乃近及降血糖西药合用。这是因为乙醇的药酶诱导作用，可以增加对肝药酶的活性，使上述西药在体内的代谢加快、半衰期缩短，以致疗效显著降低。

（9）含有钙离子的中药，如石膏、龙骨、瓦楞子等，均不宜与强心苷类药物合用，因为强心苷类药物作用时通过心肌释放钙离子，而含大量钙离子的中药会加强强心苷的作用和毒性。

（10）复方甘草片与强心苷类药物配伍，易导致心脏对强心苷敏感而引起中毒。

（11）含钙、镁、铝等矿物性成分的中药，如石膏、海螵蛸、石决明、龙骨、龙齿、牡蛎、蛤壳、瓦楞子、明矾、磁石、代赭石、赤石脂、钟乳石等，不宜与四环素类和诺氟沙星等抗菌药同时服用。原因是矿物性成分中的多价金属离子能与四环素类和诺氟沙星等抗菌药其药物分子结合，生成在肠道内难以吸收的络合物，从而降低生物利用度，使疗效降低。

（12）丹参及含丹参的中成药不宜与抗酸药如西药氢氧化铝凝胶、氨茶碱、碳酸氢钠、胃舒平等同时服用，它可与抗酸药中的金属离子结合成络合物，从而降低丹参的生物利用度，影响疗效。

（13）朱砂、磁珠丸、苏合香丸等，不宜与有还原性的三溴片、碘化钾等西药同服，因朱砂中含硫化汞，在胃肠道遇碘或溴后可生成对肠道有刺激性和毒性的溴化汞和碘化汞沉淀物，从而引起药源性肠炎。

（14）含雄黄（四硫化四砷的俗称，又称作石黄、黄金石、鸡冠石）的中成药，如牛黄解毒丸、六神丸、牛黄至宝丹、清热解毒丸等，不宜与硝酸盐、硫酸盐同服。其原因是因为雄黄主要成分为四硫化四砷，服用硝酸盐、硫酸盐在胃液内产生少量硝酸或硫酸，而硝酸或硫酸会使雄黄所含四硫化四砷氧化生成三氧化二砷，毒性增加，长期应用可引起砷中毒。

参考文献

[1]　冯建妹. 患者的权利 [M]. 北京：北京医科大学 / 中国协和医科大学联合出版社，1996.

[2]　郭玲玲. 患者权利义务浅析 [J]. 川北医学院学报，2006(2).

[3]　卓小勤. 医生的权力与患者的权利——兼答蔡维生同志 [J]. 医学与哲学，1990(6).

[4]　邱仁宗. 医生的义务和患者的权利 [J]. 医学与哲学，1987(7).

[5]　王和平. 常用的中西药配伍禁忌 [J]. 内蒙古中医药，2003，22(6): 26.

[6]　梅全喜. 中西药配伍禁忌检索表 [J]. 中医药信息，1989(5): 29-33.

后 记

终于将本书写完稿了，前后经历了将近 3 年时间，也经历了多次的修改。在写作的过程中，笔者一直在思考怎样才能采用适当的表述方式，既能让患者朋友更好地明白笔者要说明的问题，而且还能尽可能多地包含患者朋友们最关心的、最新的共性问题。

在平时对患者的诊疗过程中，由于没有很多的时间进行很好的沟通，患者和笔者一样都存在着一些遗憾。同时，对于很多患者朋友所持有的一些观点，笔者感到很不科学，但是也没有足够的时间给出充足的理由来说服患者。有时候可能比较简单地甚至直接告诉患者应该怎么去做，却没有详细说明原因，这使得在以后的治疗过程中患者会心里存在着疑问，因而不能更好地执行医嘱。鉴于大家似乎都对自己信服的理论或者观点才会有更好的执行力，为能更好地说明问题，在本书中，笔者尽可能以简单的语言说明一些医学上的专业问题；同时，笔者也举了一些例子，这些例子是在笔者的工作中所接触到的真正的例子，而不是虚构的。也许有很多朋友在阅读本书的过程中发现这个例子怎么和自己的情况那么类似，事实上，可能就是您自己的例子（当然其中不涉及您的姓名或其他隐私）。这样可以更好地引起大家的共鸣，更好地促使大家能听从医嘱，目的是为了大家的健康。笔者自己和其他广大的患者一样都非常感谢您的例子。希望大家能通过阅读本书的这些例子，与反面例子一致的要引以为戒，与正面例子一致的要再接再厉。患者朋友要和医生一起共同努力，总的目标就是有质量地、有尊严地活着。

张万兴先生和周国臻先生对本书的写作和出版提供了很多建设性的意见和建议，并在本书的出版过程中提供了大量的帮助。另外，本书在写作过程中，参考了胡维勤养生、北京市卫生局网站、百度百科、互动百科、国家信息统计中心等网站的一些资料，在这里一并表示深深的感谢！

编　者

科学技术文献出版社可供图书